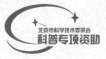

北京市科委科普专项资助

国家癌症中心·肿瘤专家答疑丛书

看了就明白

乳腺癌

董碧莎 ◎ 丛书主编

徐兵河 ◎ 主编

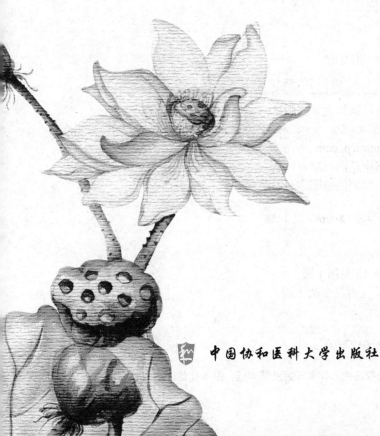

中国协和医科大学出版社

图书在版编目（CIP）数据

乳腺癌看了就明白 / 徐兵河主编. —北京：中国协和医科大学出版社，2015. 12

（国家癌症中心肿瘤专家答疑丛书）

ISBN 978-7-5679-0497-2

Ⅰ．①乳⋯　Ⅱ．①徐⋯　Ⅲ．①乳腺癌–诊疗–问题解答

Ⅳ．① R737.9-44

中国版本图书馆 CIP 数据核字（2015）第 322442 号

国家癌症中心肿瘤专家答疑丛书

乳腺癌看了就明白

主　　编：徐兵河
责任编辑：吴桂梅　孙阳鹏
绘　　图：宋若琴

出版发行：中国协和医科大学出版社
　　　　　（北京市东城区东单三条 9 号　邮编 100730　电话 010-65260431）
网　　址：www. pumcp. com
经　　销：新华书店总店北京发行所
印　　刷：涿州市汇美亿浓印刷有限公司

开　　本：710mm×1000mm　　1/16
印　　张：8.25
字　　数：100 千字
版　　次：2015 年 12 月第 1 版
印　　次：2022 年 4 月第 2 次印刷
定　　价：38.00 元

ISBN 978-7-5679-0497-2

国家癌症中心肿瘤专家答疑丛书

乳腺癌看了就明白

主　　编：徐兵河

副 主 编：李晔雄　王　翔　王佳玉

编　　者（按姓氏笔画排序）：

马　飞	方　仪	王　力	王　铸	王　燕
王子平	王珊珊	王海燕	王淑莲	王憨杰
车轶群	丛明华	叶霈智	田爱平	乔友林
刘　炬	刘　敏	刘　鹏	刘跃平	吕　宁
孙　莉	朱　宇	毕新刚	许潇天	闫　东
齐　军	吴　宁	吴秀红	吴宗勇	吴晓明
宋　颖	张海增	张燕文	李　宁	李　槐
李　静	李树婷	李峻岭	李彩云	李喜莹
杨宏丽	周冬燕	易俊林	罗　扬	郑　闪
郑　容	姚利琴	姚雪松	宣立学	赵方辉
赵东兵	赵东斌	赵京文	赵国华	赵维齐
徐　波	徐志坚	耿敬芝	袁　芃	袁正光
高　佳	梅志红	黄初林	黄晓东	彭　涛
董莹莹	董雅倩	蒋顺玲	韩彬彬	樊　英
魏葆珺				

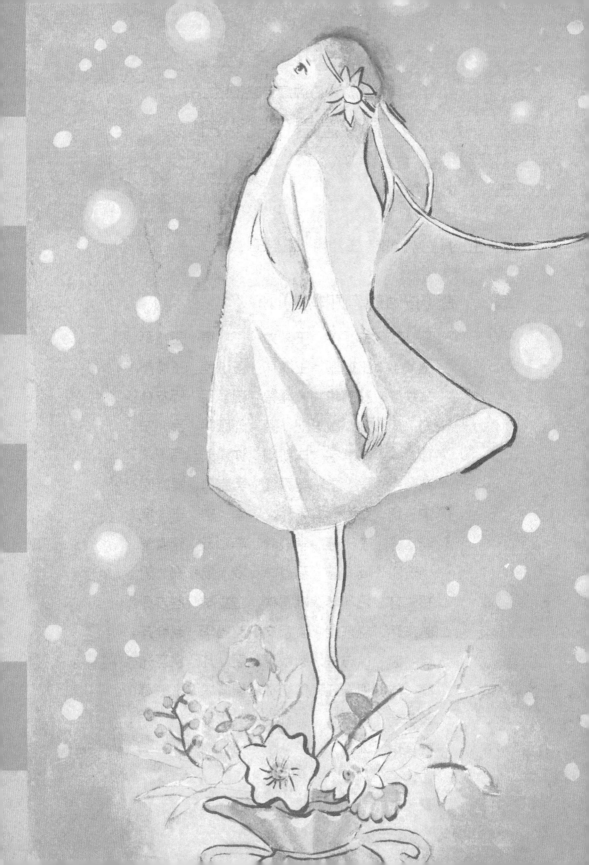

前　言

从全球发达国家癌症的发病规律中，我们看到癌症的发病率在一定阶段随经济的快速发展而呈增长趋势。在社会、人们给予普遍重视并采取相应措施之后，发病状况将逐渐趋缓。人类在攻克癌症的科学探索中取得的每一点进步，都将对降低癌症的发病率、提高癌症的治愈率起到不可低估的作用。我国目前正处在癌症的高发阶段，我们常常听到、看到以及周围的同事、亲友都有癌症发生，癌症离我们越来越近，癌症就在我们身边。癌症究竟是怎么回事，怎样才能减少患癌症的风险，得了癌症怎么办……，这些都是癌症患者、家属乃至大众问得最多的问题。为了帮助大家解除疑惑，了解更多相关知识，在癌症的治疗、康复和预防上给予专业性的指导，我们编写了这套丛书，希望能够协助患者、家属正确面对癌症，以科学的态度勇敢地与医务工作者共同战胜疾病。

《国家癌症中心肿瘤专家答疑丛书》（以下简称《丛书》）包括肺癌、胃癌、结直肠癌、肝癌、乳腺癌等5种常见癌症，分为5个分册，方便读者选用。《丛书》以癌症的诊断、治疗、预防和康复为主线，介绍了癌症的临床表现、诊断、治疗方法、复查、预防与查体、心理调节以及认识癌症、病因的探究等相关内容。书中内容均为当前在癌症预防、诊断、治疗、科研中的最新成果。书中的观点、方法均以科学研究与临床实践为依据，严谨准确，坚决杜绝用伪科学引导、误导读者，帮助患者适时的选择治疗方法正确就医、康复。《丛书》中应读者需要还纳入了有关营养饮食、心理调节内容，在癌症的治疗康复中扩大了医疗之外的视野，提示患者和家属应更加关注合理的饮食和心理调节的重要性。为了更加贴近患者和家属，《丛书》采取了问答形式，读者找到问题便可以得到答案，方便读者使用。

《丛书》各册的主编都是长期工作在临床一线的医生，参加《丛书》撰写的作者都是活跃在本专业领域的中青年专家、业务骨干。部分资深专家也加入到编者行列，为了帮助癌症患者，普及科学知识，大家聚集在一起，在繁忙的临床科研教学工作中挤出时间撰写书稿。每本分册在编写前都向患者征集问题或将初稿送患者阅读修改。每本分册都是专家与读者的真诚对话，真心交流，字里行间流露出专家对读者的一片热忱、一份爱心。《丛书》的编写覆盖了肿瘤内科、外科、麻醉、诊断、放疗、病理、检验、药理、营养、护理、肿瘤病因、免疫、流行病学等肿瘤临床、肿瘤基础领域的专业知识，参编专家100余人。有些专家特为本书撰写的稿件已经可以自成一册，因为篇幅所限，只摘取了其中少部分内容。大家都有一个共同的心愿：为读者提供最好的读物。《丛书》是参与编辑人员集体的奉献。在书稿的编写出版过程中还有很多令人感动的故事，点点滴滴都体现了专家们从事医学科学的职业追求和职业品格，令人敬佩，值得学习。在此，对参加《丛书》撰写的专家、学者及所有人员表示衷心的感谢！策划编辑张平同志在《丛书》的组稿、修改、协调、联络全过程中发挥了中心作用，做出了重要贡献，在此对她表示感谢！

最后，希望《丛书》能够给予读者更多的帮助。患者在这里可以找到攻克癌症的同盟军，我们将共同努力，为战胜疾病、恢复健康而奋斗。作为科普读物，本书还有诸多不足，请广大读者给予指正。

董碧莎

2015 年 10 月 1 日于北京

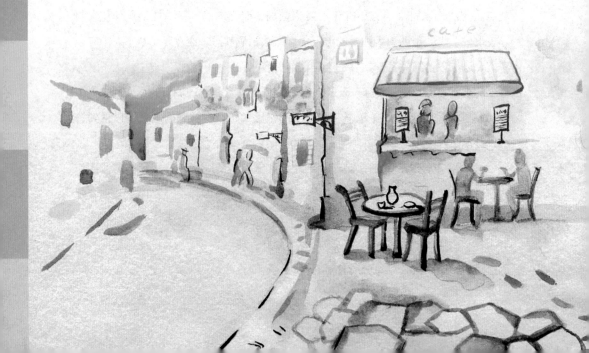

目 录

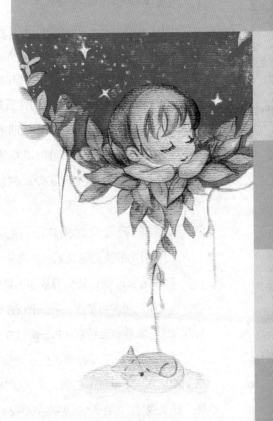

1. 乳腺癌早期有哪些表现？

（1）乳腺肿块：乳腺癌的主要表现是乳房上长有肿块，这往往是乳腺癌的早期症状。大多数患者无疼痛感，肿块边界不清或为不规则形。早期癌组织没有浸润，肿块尚可以移动。因乳腺癌的肿块在很多方面都与乳腺良性肿瘤十分相似，故单凭触及到肿块确定它的性质是不确切的，必须到医院检查。随着肿块渐渐增大，与肿块相连的皮肤会出现凹陷，乳头也会下陷。

（2）单侧乳头溢液：非哺乳期的妇女，忽然出现乳头流水（血样、水样液体），应予注意，如果能取乳头分泌物做病理检查，有时可以发现癌细胞。

2. 乳腺癌的典型症状和体征有哪些？

（1）乳房肿块：是乳腺癌最常见的表现。

（2）乳头改变：乳头溢液多为良性改变，但对50岁以上，有单侧乳头溢液者应警惕发生乳癌的可能性；乳头凹陷；乳头瘙痒、脱屑、糜烂、溃疡、结痂等湿疹样改变常为乳腺佩吉特病（Paget病）的临床表现。

（3）乳房皮肤及轮廓改变：肿瘤侵犯乳腺的悬韧带，可形成"酒窝征"；肿瘤细胞堵塞皮下毛细淋巴管，造成皮肤水肿，而毛囊处凹陷形成"橘皮征"；当皮肤广泛受侵时，可在表皮形成多数坚硬小结节或小条索，甚至融合成片，如病变延伸至背部和对侧胸壁可限制呼吸，形成铠甲状癌；炎性乳腺癌会出现乳房明显增大，皮肤充血红肿、局部皮肤温度增高；另外，晚期乳腺癌会出现皮肤破溃形成癌性溃疡。

（4）淋巴结增大：同侧腋窝淋巴结可增大，晚期乳腺癌可向对侧腋窝淋巴结转移引起增大；另外有些情况下还可触到同侧和（或）对侧锁骨上肿大淋巴结。

3. 乳腺癌为什么会有"酒窝征"和"橘皮征"的表现？

我们知道，有的人在笑的时候，会在颊部出现两个漂亮的酒窝。但是如果出现在乳房肿块的表面，那就要引起高度警惕。因为乳腺是由许多腺体小叶组成，而小叶与小叶之间是由韧带（称为悬韧带）相互连接并固定于胸壁。正常情况下，它是有一定伸缩性的，如果它受到侵犯，就会失去弹性，推动乳房组织时，就会牵动其所连接的皮下组织而表现为"酒窝征"，"酒窝征"是乳腺癌的表现之一。患病后，当乳腺皮下的淋巴管被癌细胞堵塞而引起乳腺淋巴液回流障碍时，乳腺的皮肤出现水肿，因毛囊处的皮肤和皮下组织紧密相连，离毛囊远的皮肤水肿较高，毛囊周围的皮肤水肿较低，毛囊形成小凹陷，乳腺皮肤出现像橘子皮样的外观，临床上称为"橘皮征"，说明癌细胞已经侵犯到乳腺皮下的淋巴管。

4. 乳头瘙痒、湿疹样改变需要警惕吗？

50岁以上患者，乳头瘙痒，一侧发生皮损，边界清楚，基底有浸润，乳头溢液甚至乳头凹陷，病情发展缓慢，暂时好转后又复发，对症治疗无效者，应考虑乳腺 Paget 病。乳头的 Paget 病表现为结痂，介壳样糜烂或为一种排泄物，往往看上去良性，以致患者忽视及诊断延迟一年或更多。肯定的诊断由乳头活检作出，但是乳头排泄物细胞涂片一般已足够，半数以上的患者在诊断时有一可摸到的肿块。这一潜在的癌肿可能为浸润癌（浸润至皮肤以下组织的癌肿）或原位癌（非常高危的癌前病变）。标准的处理与乳腺癌的其他形式完全相同，预后取决于是否浸润，肿瘤的大小与有无组织学的淋巴结受累。很少的患者经乳头有限切除及一些周围正常组织的切除而治疗成功。本病通常发生于中年以上女性，平均40~60岁，在40岁以内者少见。

5. 乳腺癌能早期发现吗？

乳腺癌早期常无明显的临床症状，或仅表现为轻微的乳房疼痛，性质多为钝痛或隐痛，少数为针刺样痛，常呈间歇性且局限于病变处，疼痛不随月经周期而变化。乳房肿块常是促使患者就诊的主要症状，一般单侧乳房的单发肿块较常见，偶见2~3个，80%以上为患者自己偶然发现，只有一小部分是查体时被医生发现。其他早期警告信号有乳头流出液体、乳头凹陷、乳房形状和大小改变、皮肤凹陷——"酒窝征"、外表改变——"橘皮征"、腋窝肿胀或肿块等。如果出现这些早期警告信号，应及时到医院就诊，可以发现大部分早期乳腺癌。

另外，应用影像学检查对无症状人群进行筛查（普查），也可以早期发现乳腺癌。影像学检查可以在临床出现症状以前发现乳腺异常，发现临床还不能触及到肿块的乳腺癌。

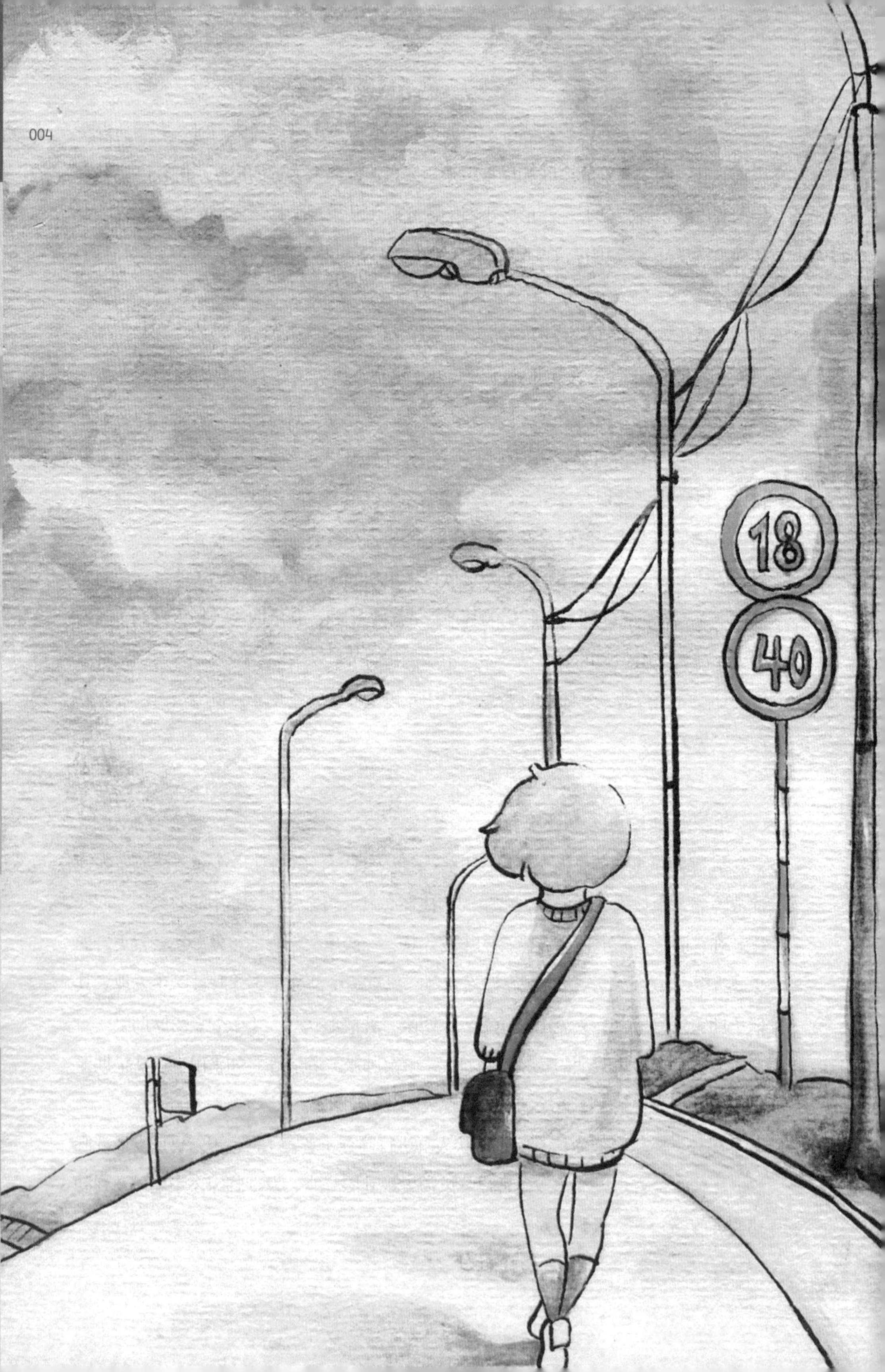
18
40

诊断篇

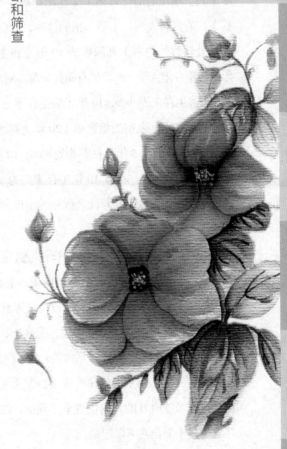

（一）早期诊断和筛查

6. 乳腺癌早期诊断有什么意义？

目前全世界每年约有 120 万妇女患乳腺癌，有 50 万妇女死于乳腺癌。因此，如何有效地控制其发生和发展已成为当务之急。我们通常用 5 年或 10 年无病生存率来表示癌症的治疗效果（即在治疗后 5 年或 10 年仍没有发现肿瘤的复发或转移）。有资料表明，Ⅰ期（指确诊时，肿瘤直径不超过 2cm 且无腋窝淋巴结转移及远处转移的患者）乳腺癌的 10 年无病生存率大于 80%，其中肿瘤 <1cm 者 10 年无病生存率大于 90%。另有研究发现，对微小乳腺癌患者施行改良根治术后，其 5 年无病生存率为 98%，10 年无病生存率为 95%。国内有研究表明，直径 <1cm 的微小乳癌在浸润以前的治愈率（20 年生存率）一般可达 90% 左右；而一般乳腺癌无淋巴结转移时，5 年生存率约为 85%，10 年生存率约为 75%；有淋巴结转移时，则 5 年生存率约为 50%，10 年生存率约为 40%。由此可见，提高乳腺癌的早期诊断准确率可大大减少转移性乳腺癌的出现，降低死亡率，意义十分重大。

7. 如何通过自我检查早期发现乳腺癌？

乳腺自查顺序在我国现有条件下，乳房自我检查不失为一种简单有效的方法，临床上有很多乳腺癌患者是自我检查发现的。每个月，比如说月经过后 7～10 天，这时候乳房的腺体比较松软，无胀痛，适合做乳房的自我检查。没有月经的人，每个月找固定的一天。面对镜子，手掌手指伸直，用指腹检查乳房，比如五指伸直、并拢，用掌面放在乳房上，左手可以检查右侧、右手可以检查左侧，按照顺时针或逆时针的方向检查全部乳房，注意不要遗漏，包括乳头、乳晕，需要注意的是不要把乳房捏起来。

自查时按如下顺序进行：①乳房外形：面对镜子站立，上肢放松自然下垂，观察以下情况：左右乳房的形态和大小是否有变化、乳房是否有小的凹陷或变形、乳头是否有内陷或糜烂；②乳腺肿块：坐位或仰卧，五指并拢用手指掌面及手掌前半部分平放于乳房上触摸，检查乳房内有无肿块及压痛，肿块的大小、形状、质地、表面状态、活动度、边界是否清楚；③腋窝淋巴结：站立位，伸直右

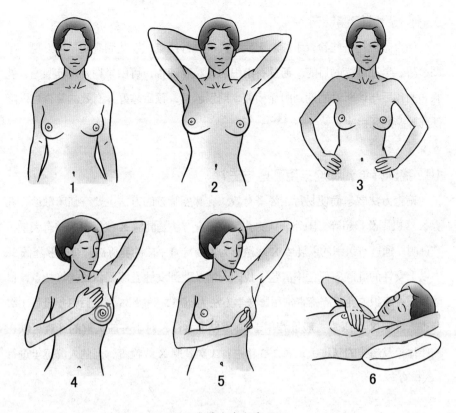

乳腺自查顺序

手指放在左腋下，用指尖检查是否有淋巴结；同样方法检查右腋下是否有淋巴结；④乳头是否有分泌物溢出：轻轻抓住乳头，看是否能挤出血性或浆液性分泌物。当发现乳房肿块、乳头溢液、乳头凹陷就应到专科医院请专业医生通过体检、乳房B超和X线检查，必要时手术活检，来确定是否患有乳腺癌。

8. 什么是早期乳腺癌？

乳腺早期癌划分有两种标准：一种包括：①乳腺小叶原位癌和导管原位癌；②直径小于5mm的小浸润癌（亚临床癌）；③直径小于1cm，局部活动度大，无腋下淋巴结增大的癌等归为早期乳腺癌。但也有人提出应包括：①腋下淋巴结无癌转移；②原发癌为非特殊型癌者，只要其直径不超过1cm；或原发癌为特殊型者（如乳腺黏液腺癌），只要其直径不超过3cm者，均归为早期癌。

9. 什么是乳腺癌筛查？

筛查是应用一些检查手段对无症状人群进行检查，以达到病变早期发现、早期诊断、早期治疗的目的。通过有组织的乳腺癌筛查，可以早期发现乳腺癌，乳腺癌的预后与诊断时的期别明显相关，期别越早，预后越好。有效的筛查可以降低乳腺癌的死亡率。

10. 我国筛查乳腺癌常用哪些方法？

筛查方法要求简便易行、经济有效。乳腺癌筛查的方法主要有临床触诊、乳腺 X 线摄影及彩超等。国外公认的乳腺癌筛查方法是乳腺 X 线摄影。并有大量研究证明，通过有组织的以乳腺 X 线摄影为主要检查手段的乳腺癌筛查能够降低 50 岁以上女性的乳腺癌死亡率。鉴于我国国情及亚洲女性乳腺腺体致密等特点，目前我国有组织的乳腺癌筛查常用影像学方法为超声，一般 35 岁以后每年进行 1 次检查。乳腺 X 线摄影一般推荐用于 40 岁以上女性，对于一般人群的筛查可以在临床体检及超声的基础上，每 2~3 年进行 1 次乳腺 X 线检查，高危人群每年进行 1 次检查。

（二）病理诊断

11. 哪些患者需要做乳腺病理和细胞学检查？

当患者乳腺有明确肿物，查体及影像学检查提示恶性时，需要进一步的细针或粗针穿刺，抽取肿物内少量细胞或组织进行病理诊断来明确病变性质。

12. 乳腺癌病理诊断的必要性和重要性有哪些？

病理诊断是恶性肿瘤诊断的最权威依据。病理水平的诊断结果也给后续手术、化疗、放疗等治疗措施和手段的合理选择、安排提供保证。因此，对临床或影像学怀疑乳腺癌的患者，进行进一步的有创穿刺检查来明确病理诊断十分必要。

13. 乳腺纤维腺瘤会发展成乳腺癌吗？

乳腺纤维腺瘤包括两种组织成分，导管上皮和纤维化间质，当导管上皮发生恶性变时，称其为癌在纤维腺瘤中。当然，这是一种很少见的情况，一般情况下乳腺纤维腺瘤不会发展为乳腺癌。通常，如果在病理检查时发现患者的乳腺纤维腺瘤存在明显的导管上皮增生，甚至出现不典型增生，医生均会在报告中注明建议随诊。此时需要患者与临床医生配合，进行定期的术后随诊，以便发现早期的病灶。

14. 什么是乳腺原位癌？

乳腺原位癌是一种癌前状态，是指肿瘤性上皮细胞明显增生，伴有不同程度的异型性，增生的肿瘤性上皮细胞未突破基底膜，因而无间质浸润，包括导管原位癌和小叶原位癌两种主要病理类型，有时还可出现导管原位癌和小叶原位癌共存的情况。乳腺原位癌可有不同的生长方式，如筛状、乳头、微乳头及实体型等，依据生长方式不同结合细胞形态可分为不同的亚型。乳腺原位癌是一种高度异质性的疾病，各型别发生浸润癌的风险存在明显的差异，中国人中以导管原位癌常见，而小叶原位癌的发生比例较低。

15. 乳腺浸润癌是指癌症已经转移了吗？

乳腺浸润癌是一种肿瘤性上皮细胞已突破基底膜向周围组织生长的癌，主要包括浸润性导管癌和浸润性小叶癌两大主要病理类型，其他还包括浸润性筛状癌、小管癌、黏液癌、髓样癌、分泌性癌、腺样囊性癌等。乳腺浸润癌存在转移的风险，但不是所有的乳腺浸润癌都会发生转移。早期的乳腺浸润癌可以只局限于乳腺，而未发生腋窝淋巴结转移。

16. 什么是乳腺癌的病理分级？

乳腺癌的病理级别指乳腺癌组织与正常乳腺组织在组织结构和细胞形态上差异的程度。病理分级越高，分化越低，在显微镜下观察肿瘤组织与正常乳腺组织差异就越大；反之，病理分级越低，分化越高，在显微镜下观察肿瘤组织与正常乳腺组织差异就越小。现行的病理分级体系依据腺管形成的比例、瘤细胞与正常细胞相比的差异程度以及核分裂计数三个指标综合评分进行判定，Ⅰ级表示低分级、高分化肿瘤；Ⅱ、Ⅲ级表示高分级，低分化肿瘤，其中Ⅱ级的分化程度较Ⅲ级为好。

17. 病理报告中 ER、PR 是什么意思？

ER 是指雌激素受体，**PR** 是指孕激素受体。二者与乳腺癌内分泌治疗的疗效密切相关。乳腺癌的发生和发展与体内雌激素密切相关。乳腺发生癌变后，一部分肿瘤细胞能够依赖雌激素的刺激生长和增殖。乳腺癌细胞表面的雌孕激素受体越多，肿瘤受雌激素或孕激素的影响就越大。同样道理，医生通过调控雌孕激素或者减少激素与受体相互作用的方式治疗乳腺癌（即内分泌治疗）的效果就越好。

18. HER2（+）或（++）和 HER2（+++）是否都说明 HER2 阳性，还需要做什么检查确认？

在患者的病理报告中，HER2的阳性与否，直接关系到患者能否接受与之相关的靶向治疗。但是，现有的常规免疫组织化学检测方法所表示HER2（+）或（++）结果与靶向治疗的相关性不强，还需要进一步行基因检测确认。

19. 为什么要用 FISH 方法检测 HER2？

FISH 是指荧光原位杂交，是检测 HER2 基因扩增状态的方法，IHC 是指免疫组织化学染色是检测 HER2 蛋白表达情况的方法。二者有很好的相关性。通常 IHC 染色 HER2 蛋白表达呈"+++"的病例，绝大多数存在 HER2 基因的扩增，这类患者可以用靶向治疗。鉴于 FISH 检测费用高且时间较 IHC 长，通常我们先行 IHC 检测进行初筛，对 HER2 蛋白表达呈"++"的病例，进一步行 FISH 检测 HER2 基因的扩增状态。

20. 同一张病理切片，不同医院的病理会诊结果会不一样吗？

不同医院的病理会诊结果会存在一定的差异。病理学是一个看图识字的学科，同一张图，不同的人从不同的角度来看会得出不同的结果。虽然会诊结果会有一定的差异，但同一医院的病理科和临床各科室医生在长期的合作中达成了默契，这种差异多数情况下并不会对患者的治疗造成重大的影响。患者应正确对待此种差异，如对差异有疑问，可以和自己的主治医生讨论病理会诊结果对自身治疗的影响。

21. 手术后的病理切片会诊，患者需要做哪些准备?

患者在对手术病理切片进行会诊前，应做好准备：①此次手术的病历资料，如术前查体情况、影像学检查情况、实验室检查情况、手术所见等；②手术标本的病理切片和原病理诊断报告；③如果不是在同一家医院就诊，最好携带相应肿瘤组织蜡块或未染色的切片，以供做免疫组织化学染色等辅助诊断时的需要。

22. 乳腺癌转移灶切除后为什么和前次原发肿瘤切除的病理诊断不一样?

乳腺癌是一种高度异质性的疾病，这种异质性一方面表现为同一种病理类型或两个患者其临床经过存在明显差异；另一方面表现为同一患者肿瘤内部存在不同的生物学特性的肿瘤细胞群，有的细胞群易发生转移，有的细胞群不易发生转移，有时会造成乳腺癌转移灶和原发灶病理形态的差异。因此，当乳腺癌切除多年后的病例再次出现病灶时，病理医生常需要患者提供原乳腺癌手术切片进行重新阅片，进行形态对比，它是判断此类新病灶是否是转移灶的重要参考依据。

23. 什么是三阴性乳腺癌?

三阴性乳腺癌是一种 ER、PR 和 HER2 均呈阴性的乳腺癌。三阴性乳腺癌与其他类型的乳腺癌（ER、PR、HER2 任一个或多个因子阳性）存在明显的组织形态和临床经过的差异。就组织学表现而言，三阴性乳腺癌病理分级通常较高，常可见坏死等。但三阴性乳腺癌并不是预后差的乳腺癌的代名词，一些进展缓慢特殊类型的乳腺癌，如腺样囊性癌、大汗腺癌等也可表现为三阴性乳腺癌。

24. 什么是乳腺癌的病理分期?

乳腺癌的病理分期是指手术切除标本后,依据病理报告所提供的肿瘤大小、淋巴结转移等信息进行的分期系统。原发肿瘤的病理分期同临床分期,需要注意的是肿瘤大小的病理分期是依据浸润癌成分进行分期,当肿瘤以原位癌为主时,病理分期只依据浸润癌的大小。淋巴结分期是依据腋窝淋巴结转移的有无及转移的数目进行分期,没有转移归为 N_0,1~3 枚淋巴结转移归为 N_1,4~9 枚淋巴结转移归为 N_2,10 枚及以上淋巴结转移归为 N_3。远处转移的标准与临床分期相关。

25. 为什么乳腺肿瘤术前B超报告的大小和术后病理报告的肿瘤大小不一致?

乳腺肿瘤术前B超报告的大小和术后病理报告的大小有时候会存在明显的差异,前者是依据影像所见测量的大小报告,而后者则是依据切除标本中肿物实际测量的大小报告。B超测量的肿物需隔着皮肤及皮下的软组织,会对肿物大小的测量产生影响。这一差异有时会造成术前临床分期和术后病理分期的差异。然而术后的辅助治疗以术后病理分期为重要参考依据,这一差异不会对术后辅助治疗产生重要影响。

26. 肿瘤细胞的分化程度与恶性程度有什么关系?

病理学应用肿瘤分化的概念一般是用以表述肿瘤细胞趋向成熟的程度。肿瘤细胞与正常细胞的形态越相近似,提示肿瘤的分化比较成熟,通常表述为"高分化",或称"分化好"。临床上大多数形态学分化好的肿瘤,恶性程度低;大多数形态分化差的肿瘤,恶性程度高。我们在病理诊断中常看到的"高分化"是分化好的同义词,而"低分化"是分化差的同义词。

27. 什么是病理分级? 有什么临床意义?

病理学应用肿瘤的分级表述肿瘤的分化程度,采用三级表述方式:目前多数应用高分化、中分化、低分化表述,也有些肿瘤应用1级、2级、3级表述。高分级是低分化的同义词,低分级是高分化的同义词。临床上多数肿瘤符合分级越高,分化越差,恶性度越高,预后越差的规律。

（三）影像诊断

28. 有哪些简便易行的方法可以诊断乳腺癌？

目前乳腺癌的诊断方法主要包括临床触诊、影像学检查、细胞学或粗针穿刺等方法。临床触诊主要依靠医生的手诊，其优点是能发现大部分的中晚期乳腺癌、乳头溢液、增大的腋窝淋巴结及锁骨上淋巴结，乳房触诊对于发现乳腺X线筛查间期乳腺癌有一定意义；缺点是对于乳房腺体丰满的女性、深部组织肿物容易漏诊；乳房触诊对于医生的临床经验要求很高。

影像学检查是乳腺癌最重要的检查方法，可以发现临床触诊阴性的早期乳腺癌；对于有临床症状的患者可通过影像学检查了解病变特征，并进行良恶性鉴别；对已诊断为乳腺癌的患者进行准确的分期，并用于治疗后随诊；还可通过影像学表现与其他临床指标对照，以显示肿瘤的生物学行为。常用的检查方法为乳腺X线摄影和超声，目前乳腺磁共振成像（MRI）的临床应用亦日趋广泛。

对于临床及影像可疑恶性的病变，应行穿刺活检明确诊断，包括细胞学及组织学穿刺活检。

29. 什么是乳腺钼靶检查？

乳腺钼靶检查即乳腺X线摄影。乳腺X线摄影所产生的X线是低能量X线，以此来扩大乳腺软组织之间的吸收差异，增强影像对比。这种低能量X线由钼靶或钼-铑双靶X线管产生，故又称为乳腺钼靶检查。乳腺X线摄影可以反映正常腺体、脂肪组织以及乳腺肿块的不同密度，可以发现临床触诊阴性的乳腺癌。乳腺X线摄影是发现乳腺内钙化最敏感的检查方法。

30. 什么时候需要做乳腺 X 线摄影检查？

乳腺X线摄影主要有两种用途：乳腺癌筛查和乳腺癌临床诊断。前者用于临床无症状人群的筛查，适合人群是40岁及以上无自觉症状的妇女。后者为临床有症状人群的进一步检查，包括触及乳腺肿块、出现异常乳头溢液、局部皮肤异常以及疼痛或肿胀等。妊娠的受检者不主张行乳腺X线摄影进行筛查。

31. 乳腺 X 线检查前需要做什么准备？

乳腺X线检查最好在月经来潮后7~10天进行，便于拍照时的钼靶板挤压乳腺、减轻不适感。检查前应去除胸前的金属异物，如项链等；不要在胸前涂抹外用的药液及护肤品，以避免出现伪影。

32. X 线摄影在诊断乳腺癌上有什么作用？

乳腺癌有其独特的X线表现，如形态不规则、边缘毛刺的肿块和微小钙化。当临床还没有症状时，乳腺X线的典型表现就已经存在。因此，医生可以在患者尚无症状时，通过X线的表现来协助诊断，以便早期确诊乳腺癌。

33. 乳腺 X 线发现钙化就是乳腺癌吗？

钙化是乳腺X线摄影片上常见的异常征象，可单独或伴随其他征象出现。部分乳腺癌临床无特殊症状，不能触及肿块，仅由乳腺X线摄影发现其特殊的钙化征象而被早期发现、早期诊断。但并非X线摄影发现钙化就是恶性，X线摄影检出的钙化灶大部分为良性，医生可以根据钙化的形态及分布进行良恶性评估。形态表现为细小多形性、细线样或细线分支样钙化提示高度可疑恶性的钙化；导管样、段样及成簇分布，在恶性中多见。而血管钙化、粗大或爆米花样钙化、杆状钙化、圆点状钙化、中心透亮的钙化、蛋壳状钙化等为典型的良性钙化；不定形或模糊不清的钙化、粗糙不均质的钙化为可疑钙化，在良恶性病变中均可见到，需结合分布情况综合考虑。对于难以定性的钙化灶，提示恶性可能时，需要结合其他影像学检查手段，必要时需行乳腺X线定位活检。

34. 乳腺超声和乳腺 X 线检查哪种方法更好？

乳腺超声和X线检查是临床最常用的乳腺检查方法，被称为乳腺影像学检查的"黄金组合"，两种检查方法原理不同，有各自的优势和不足，联合使用可以互补。

乳腺X线检查是乳腺疾病最基本和首选的影像学方法，尤其在检出以微小钙化为主要表现的乳腺癌方面，具有其他影像学方法无法替代的优势，其操作简单，价格相对便宜，诊断准确率高。但同时X线摄影在某些方面也存在局限性，如位于乳腺周边的肿块可因投照位置所限未摄入片中而漏诊；另外，由于乳腺影像特征的多变性和X线图像为重叠影像等特点，亦存在一定的假阳性（即类似恶性的假象）率；由于X线摄影有放射性损害且对于致密腺体其敏感性和特异性降低，对孕妇、哺乳期妇女及<35岁的年轻患者X线摄影不宜作为首选检查。

乳腺超声检查具有经济、简便、无辐射、软组织分辨率高等优点，可多次、重复检查，并可实时、动态观察乳腺病灶；在鉴别乳腺病变囊实性、评估致密型乳腺、评估乳腺假体等方面优于乳腺X线摄影；是年轻、妊娠、哺乳期妇女乳腺病变的首选检查方法。超声检查的局限性主要在于少量微小钙化检出率低，同时诊断准确性很大程度取决于检查者的技术和责任心。

35. 超声检查在诊断乳腺癌上的作用?

乳腺癌在超声上也有其特征表现，如形态不规则、边界不清的低回声结节或肿块、肿物内的细小钙化、异常血流信号等。这些典型表现可以帮助医生在患者尚无症状时早期诊断乳腺癌。

36. 乳腺 X 线和超声能鉴别良性、恶性吗?

具有典型良性或恶性表现的乳腺病变乳腺X线检查和超声可准确判断其良恶性，但由于技术本身的局限性和"同病异影，异病同影"的影像学诊断难题，一些病变难以作出准确、肯定的判断。

乳腺X线摄影发现的肿块性病变，可以依据肿块的形态、边缘、大小、密度等特征进行良恶性鉴别。形态不规则、毛刺状边缘的高密度肿块常常提示恶性；而边界清楚的圆形肿块，良性可能性较大，但部分乳腺癌亦可有此表现。X线发现的乳腺钙化灶，医生可以根据钙化的形态及分布进行良恶性评估。超声主要依据病变声像图特点及多普勒血流情况鉴别病变的良恶性。

除具有典型良性表现的病变外，良性可能大的病变需随诊观察，可疑恶性及高度怀疑恶性的病变需进行活检以明确诊断，不能进行评估的病变需要进行其他影像学检查。

37. 乳腺磁共振（MRI）检查与超声和 X 线检查各有何特点？MRI 可以代替超声和 X 线检查吗？

　　磁共振（MRI）具有软组织分辨率高（类似高像素照相机的成像效果）、多方位成像、双侧同时成像、无电离辐射（CT、X线等检查有电离辐射）等优点，拥有高敏感性（更易发现小病灶）和较高的特异性（更易区分良恶性肿瘤）。尤其是MRI能发现临床体检及X线、超声无法发现的早期和微小乳腺癌，MRI能检出的最小乳腺癌为1mm。乳腺MRI检查在检测多灶性乳腺癌、对侧乳腺癌、乳腺癌术前分期、评估乳腺癌患者内乳淋巴结及腋窝淋巴结是否存在转移、评估乳腺癌新辅助化疗疗效、乳腺假体植入后评价以及乳腺癌术后随访等方面均具有不可替代的价值。此外，对具有乳腺癌家族史、携带乳腺癌相关基因的妇女，应较早接受乳腺MRI检查以发现早期乳腺癌。

　　但是乳腺MRI不能代替X线和超声检查。MRI对于X线表现为少许微小钙化的病变不敏感，良恶性病变表现存在一定的重叠，特别是对一些导管内癌（病变仅局限在导管内，尚未浸透导管）和新生血管少的肿瘤的检出仍存在困难。同时MRI检查还存在较多禁忌证（如身体内装有心脏起搏器或神经刺激器、体内存有动脉瘤夹、幽闭恐惧症等）、价格昂贵、检查时间较长（30~40分钟）等不足，目前主要作为X线和超声检查的辅助手段及疑难病症的检查手段。

38. 乳腺 CT 能早期发现乳腺癌吗？

　　CT的密度分辨率高，而空间分辨率相对低于X线片，同时乳腺CT辐射剂量较高，需要静脉内注射对比剂，所获的增添信息量少，检出微小钙化的准确性不如X线片，鉴别诊断囊实性病变的准确性不如超声可靠、快捷及经济，良、恶性病变的鉴别诊断亦无特殊临床价值，因此，CT不宜作为乳腺病变的主要检查手段，在乳腺癌的早期发现上CT不具优势。

综合治疗篇

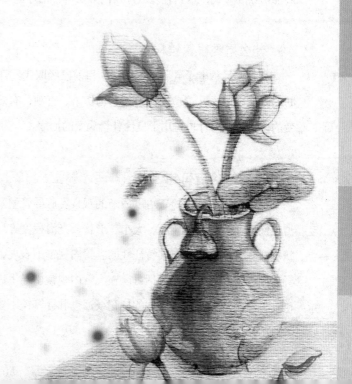

39. 什么是综合治疗？

综合治疗的概念是根据患者的具体的情况，如身体情况、病理类型、肿瘤侵犯范围（病理分期）和发展趋势，合理地、有计划地应用现有的治疗手段，以期较大幅度地提高治愈率、延长患者生存期、提高生活质量。肿瘤的综合治疗并不是简单地将手术、化疗、放疗、生物治疗和中医药治疗等几种治疗方法进行组合，而是一个系统的治疗过程，是一个有计划、有步骤、有顺序的个体化治疗的综合，需要手术、放疗和化疗等多学科有效地协作才能顺利完成。综合治疗方案不是一个机械不变的模式，在具体诊治过程中，会随着诊断的逐步完善和疗效的差异等，予以适当调整。

（一）外科治疗

40. 乳腺癌切除术的常用术式有哪些？

目前临床上乳腺癌切除术的术式主要有乳腺癌改良根治术、乳腺癌保留乳房手术（简称保乳术）。对部分高龄或身体无法承受麻醉的患者，可采用乳腺肿物局部切除的方式，术后辅以放疗及内分泌药物治疗。

41. 什么是乳导管镜检查？

乳管镜又称电子乳腺纤维内镜，目前已经取代乳管造影,成为乳头溢液病因诊断的首选手段。乳管镜操作方便、创伤小、直观，有效地提高了乳管内隆起性病变的诊断率，同时也可用于良性乳管病变的治疗。

42. 乳管镜检查有什么作用？适合哪些人群？

通过乳管内视镜检查可以清晰的观察乳腺导管壁及管腔分泌物的情况，如有占位性病变可描述其色泽、大小、形状、光滑程度等。乳腺导管癌、导管内乳头状瘤、导管炎症分别有其特征性的乳管内视镜下表现，因而可据此做出诊断。乳导管内视镜的其他作用包括可以在乳管内视镜引导下进行病灶的活检以获得病理确诊；对病灶进行体表皮肤的标记或通过乳导管镜下置定位导丝而为手术准确定位；通过乳管镜对乳管内良性疾病的治疗。

乳导管镜的适宜人群：各种颜色的乳头溢液患者，尤其是血性溢液，乳管内肿瘤性病变的发生率超过90%，无色溢液及黄色溢液的患者中，亦有半数以上为乳管内肿瘤性病变。此外，白色溢液的患者亦有部分病例为乳管内肿物所致。乳管内肿瘤均需要手术治疗。

43. 乳腺癌手术可以保留乳房吗？

保留乳房就是乳房可以不切除。在术后放疗和内科治疗的"保驾"之下，它的治疗效果和切除乳房的治疗效果是一样的。但是不是每名乳腺癌患者都适合保留乳房，要由外科医生根据患者病情、肿瘤位置、大小及乳房形态，同时取得患者的同意才能决定。

44. 哪些患者适合保乳手术？

（1）需要就诊医院具备放疗设备、技术条件，因保乳术后需要进行放疗，故术后完善的综合治疗是保障手术效果的重要因素。

（2）肿瘤特点：钼靶乳房 X 线检查为单发肿物；肿物距离乳头 2cm 以上，其中位于外上或外下象限者更为安全，因乳头乳晕区淋巴管丰富，易早期出现淋巴转移，且该区域肿瘤无法保留乳头，故该区域乳腺癌不宜保乳；肿瘤最大直径 ≤ 3cm 的早期乳腺癌最适合保乳手术；部分局部大肿物的乳腺癌在经过术前化疗后也可行保乳手术。

（3）患者有保留乳房的愿望。

（4）患者的乳腺肿瘤和乳房比例适中，肿瘤与乳房大小之比在 1/6~1/4 之间最好；若比值较小，尽管肿瘤大于 3cm 仍可行保乳手术，但治疗效果及过程是否顺利都不会太理想。

45. 什么是前哨淋巴结？前哨淋巴结活检对乳腺癌的治疗有何意义？

所谓前哨淋巴结，是指最先接受肿瘤淋巴引流和最早发生肿瘤转移的淋巴结。前哨淋巴结检测是决定乳腺癌术式的最科学和客观的指标。前哨淋巴结检测的目的是了解前哨淋巴结能否反映腋窝淋巴结的状况，在早期乳腺癌的外科治疗中能否不施行腋淋巴结清扫，达到缩小手术范围、减少并发症、提高生存质量的目的。

前哨淋巴结活检术是一项微创的新技术，为是否保乳手术治疗提供了最可靠的依据。通过对前哨淋巴结进行病理学分析可以了解整个淋巴结群肿瘤的转移情况。前哨淋巴结活检可预测腋窝淋巴结转移状况，准确率在98%以上。乳腺癌腋窝淋巴引流是按解剖学的淋巴走行为顺序，若腋窝前哨淋巴结无转移，则腋窝非前哨淋巴结有转移的可能性极小，检测前哨淋巴结可以决定乳腺癌的手术方式，也是早期乳腺癌施行保乳手术的关键。若前哨淋巴结阴性，可选择施行保乳手术，大大减少对患者的创伤，提高患者生存质量，缩短手术时间，减少医疗费用，患者康复时间短。

46. 哪些乳腺癌患者适合做前哨淋巴结活检？哪些患者不适合？

乳腺癌前哨淋巴结活检适用于临床体检腋窝淋巴结阴性的乳腺癌患者，分期较早，特别是准备实施保乳手术者。

不适合做前哨淋巴结活检的患者：①临床检查腋淋巴结增大者；②乳腺多发病灶；③患侧乳腺或腋窝已接受放疗者；④既往乳腺或腋窝曾行手术；⑤哺乳期乳腺癌；⑥对前哨淋巴结活检的示踪剂过敏者。

47. 如果不能保乳，想保留乳房外形还有什么办法吗？

对很多无法进行保乳的乳腺癌患者来说，在乳腺癌根治术后进行即刻的乳房再造在目前来说是可行的。目前的方法可分为自体组织移植乳房再造和异体填充物乳房再造。自体组织分别有腹直肌组织和背阔肌组织；而填充物目前来说主要有硅胶和水囊。

48. 手术前患者为什么要做全面检查？

外科手术是一项有创伤性的诊疗手段，并伴有不同程度的风险。因此，在手术前进行全面的检查是了解患者身体状况、疾病情况、手术耐受能力和可能出现的风险重要步骤。检查一般包括常规检查和专科检查两方面。手术前常规检查主要包括：血液常规及血型、尿常规、便常规、心电图、胸部正侧位X线片、超声波检查、肝肾功能、血液电解质、生化全套、血糖、出凝血功能、乙肝两对半、丙肝、艾滋病、梅毒等相关病原学检查。专科检查指与乳腺癌诊疗相关的各种影像学检查（如乳腺钼靶、超声及MRI等检查）、化验检查（如相关肿瘤标志物检查）、细胞学检查、肿瘤组织活检或穿刺活检病理学检查，所有这些都是为准确诊断，仔细制定手术计划，更好地完成手术，保障患者健康。

49. 手术前需要履行哪些知情同意手续？什么人有资格签署手术知情同意书？

患者知情同意即是患者对病情、诊断和治疗（如手术）方案、治疗的益处及可能带来的风险、费用开支、临床试验等真实情况有了解与被告知的权利，患者在知情的情况下有选择接受与拒绝的权利。按卫生部要求应由患者本人签署知情同意书。当患者不具备完全民事行为能力时，才会由其法定代理人签字；患者因病无法签字时，也可以由其授权的人员签字。患者的知情同意选择权是每一个患者都具有的权利，知情同意书可以作为医疗机构履行说明告知义务的证据，也是患者及家属行使知情权的证据。让患者及其亲属能客观认识诊疗目的、效果、可能产生的并发症及意外等情况，充分享有知情权。

在患者接受诊治的过程中，需要患者履行的知情同意手续包括以下几个方面：

（1）术前、术中知情手续：所有手术前主管医生会与患者进行术前谈话，并签署手术知情同意书，其内容包括术前诊断、手术指征、手术方式、可选择的诊疗方法及优缺点、术中和术后的危险性、可能的并发症及防范措施。术中置入身体的内置物（如吻合器、固定器等），术前谈话中会记明选择的类型；术中病情变化或手术方式改变需及时告知患者家属并由被委托人书面在告知单上签名。手术的不确定因素较多，手术引起患者新的疾病甚至死亡的风险与疾病的治疗效果相伴相随。有时候手术可能达不到根治疾病的目的，达不到患者希望的理想状态，甚至使患者失去生命。手术风险具有不确定性、不可预测性等特征。

（2）如果在治疗中进行临床试验、药品试验、医疗器械试验以及其他特殊检查、特殊治疗，主管医生将在治疗前向患者及家属告知相关情况，征求意见，由患者及家属签署同意检查、治疗的知情同意书。

（3）创伤性诊疗知情手续：对患者进行任何创伤性诊疗均需进行谈话告知并签写同意书；内容包括当前的主要病情、采取创伤性诊疗活动的目的及必要性、医疗风险、其他可选择的诊疗方法及优缺点、可能的并发症、注意事项及防范措施。

（4）麻醉知情制度：在进行麻醉操作前，麻醉医生会告知患者相关情况并由患者或被委托人签写同意书；告知内容包括术前诊断、麻醉名称及方式、麻醉风险、防范措施。

（5）输血知情制度：输血前经管医生会向患者告知相关情况并由患者或被委托人签写同意书；告知内容包括输血的目的、必要性、种类、数量、可能发生的风险、并发症及防范措施。

50. 手术前医生与患者谈话，患者及家属需要了解哪些内容？

手术前患者和家属最重要的是要解除思想顾虑，做好心理和生理各个方面的准备。患者及家属可以向主管医生或主刀医生了解手术目的、麻醉方式、手术方式以及术中、术后可能出现的各种风险或不适等情况。同时配合医务人员的指导作好术前准备，术前因其他疾病服用药物的患者应向医生说明，以明确是否需要停药。

51. 为什么要签署知情同意书？

签署知情同意书是国家法律法规的要求，国务院颁布实施的《医疗机构管理条例》第33条规定："医疗机构施行手术、特殊检查或者特殊治疗时，必须征得患者同意，并应当取得其家属或者本人同意并签字；无法取得患者意见时，应当取得家属或者关系人同意并签字。"《执业医生法》第26条规定：医生进行实验性临床医疗，应当经医院批准并征得患者本人或者其家属同意。

人的生命健康权是受法律严格保护的，个人身体所蕴含的生命和健康，只有自己有处置权，其他任何人无权处置。手术这种有风险性的医疗行为包含着对患者身体，即健康权、生命权的处置。医生有手术技能，但又无权擅自处置患者身体，患者出于治疗疾病的目的，须授权医生为自己实施手术。在手术知情同意书的签名正是患者对其身体支配权的外部表现形式。

52. 手术知情同意书中写了那么多并发症，是否都会发生？

并发症是指患者发生了现代医学科学技术能够预见但却不能避免和防范的不良后果，一般分为两种情况：一种是指一种疾病在发展过程中引起另一种疾病或症状，如消化道肿瘤可能引发肠梗阻、肠穿孔或大出血等并发症。另一种是指在临床诊疗和护理过程中，患者因治疗一种疾病而合并发生了与诊疗这种疾病有关的另一种或几种疾病或症状。外科手术并发症是影响手术效果极为重要的因素，也常常是损害患者健康甚至致死的重要原因。手术知情同意书中写的并发症均是基于手术对组织器官损坏可能带来的病症，术中、术后是否发生并发症受多种因素影响，每位患者的自身状况、疾病情况、医疗单位及医生的技术水平等许多因素都是影响并发症的因素，并发症发生的概率也受多种因素影响，例如，高龄患者手术并发症发生的概率就高于年轻患者。并不是手术知情同意书中写的并发症都会发生，医护人员也在尽力减少并发症的发生。

53. 手术前患者为什么需要禁食、禁水？

所谓禁食、禁水，是指禁止吃食物和饮水。一般手术前都要求患者禁食、禁水，其主要目的是排空胃内容物，避免术中、术后发生呕吐造成误吸。因为手术操作时刺激腹膜或内脏，有些麻醉药物也可刺激消化系统，造成患者呕吐。而麻醉后，呼吸道的保护性反应已减弱，故呕吐物可误吸入呼吸道引起阻塞或吸入性肺炎。

正常人胃内物质排空需要4~6小时，当情绪激动、恐惧、焦虑或疼痛不适时，可导致排空速度减慢，因此，成人一般在手术前8~12小时开始禁食，以保证胃的彻底排空。有些患者偷偷地瞒着医生和护士进食水，是非常危险的，极易造成手术中误

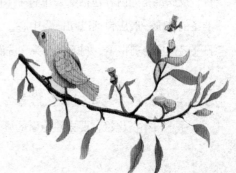

吸，甚至导致窒息死亡的严重后果。如果术前禁食、禁水时间不够或又吃了东西，则需推迟手术时间，甚至取消该手术。

54. 月经期患者能接受手术吗？

除非是急诊手术，对月经期患者不宜实施择期或限期手术。因为月经期患者脱落的子宫内膜含有较多纤溶酶原激活物，导致血液中纤维蛋白溶解系统活动增强，容易导致出血量增多，增加了手术危险性。此外，月经期患者抵抗力减低，增加了感染的风险。

55. 为什么手术前需要患者进行呼吸道准备？

手术后患者因为伤口疼痛而不敢深呼吸、咳嗽和排痰，导致呼吸道分泌物在气道内积聚，降低了肺的通气量，加重气道阻塞，造成肺不张，呼吸道易感染致肺炎。因此，手术前需要进行呼吸道准备。

吸烟的患者应该在手术前1~2周停止吸烟，以减少上呼吸道的分泌物。

练习正确咳痰的方法：腹式呼吸（用鼻深吸气，尽力鼓起腹部，屏气1~2秒后，嘴唇微缩成吹蜡烛状缓慢呼气，呼气时腹部自然回缩）数次→深吸气→憋住气→放开声门，收缩腹肌使气体快速冲出将痰咳出。

有呼吸道炎症者，术前应用抗生素、雾化吸入等治疗，待感染控制后才可以接受手术。

56. 手术前一天为什么要为患者做手术区域皮肤准备？

皮肤是机体的天然防御线，手术会破坏此防御线而增加感染的概率。手术前进行皮肤准备的目的就是预防手术后切口感染。皮肤准备通常在手术前一天进行，皮肤准备的内容包括除去患者手术区域的毛发、污垢及微生物。手术区皮肤准备的范围一般应包括以切口为中心，半径在20cm以上的范围。此外，手术前一日患者还应修剪指甲、剃须、洗头、洗澡。小儿可以不剃体毛，只作清洗。

57. 手术日需要患者做什么准备？

手术日不要化妆，要去除患者的唇膏、指甲油，以便于手术中观察患者末梢血液循环情况；要取下活动性假牙，因为假牙可能会脱落而阻塞呼吸道；取下发卡、假发、金属物品、饰物等，因为金属会导电，饰物会伤及患者；将随身携带的所有贵重物品，如首饰、钱、手表，交由家属保管；如为助听器、隐形眼镜，可暂时戴着，便于与手术室工作人员谈话、沟通，可于手术前一刻取下。患者贴身穿着干净的病服；依照要求禁食、禁水；术前要排空膀胱，其目的是为了避免麻醉后造成手术台上排尿，避免手术过程中误伤膨胀的膀胱，避免患者手术后因受麻醉影响或麻醉未清醒而发生排尿困难。

58. 癌症患者术后需要家属做点什么？

为了减轻和消除手术给患者身心带来的创伤，使患者尽快恢复正常生活及工作，在护理过程中，往往需要患者家属、亲友的帮助及参与才能获得更好的效果，在以下几个方面患者家属都能积极发挥作用：

（1）心理护理：积极安慰和鼓励患者，认真倾听患者的倾诉，并给予支持和理解。帮助患者分散注意力，使患者放松情绪，如帮助患者按摩、锻炼、听音乐等。保持环境的整洁舒适，并始终陪伴在患者身旁。对有疑虑的患者，家属可配合医生讲解治疗的重要性，助其疏导心理。

（2）手术切口的护理：保持局部的清洁和卫生，避免伤口感染，伤口拆线前尽量避免碰撞挤压。发现伤口有感染、化脓、流血等情况应及时与医护人员沟通。

（3）各种引流管的护理：注意引流管是否通畅，在患者翻身或下床活动时则应固定好引流管，防止其脱落。当发现引流量、色、质发生变化时及时告知医护人员。

（4）饮食护理：术后饮食应严格遵守医务人员的嘱咐。消化道术后等胃肠道功能恢复后，饮食初起应为流食、半流质饮食，如牛奶、稀饭、藕粉、红枣粥、肉汤等，继而是易吞食、易消化、营养丰富的软食，如面包、馄饨、面条等，配以肉、鱼、蛋、豆制品、蔬菜、水果等，对部分虚弱或胃肠功能不足者应采用少量多餐的方式。部分患者可根据需要给予要素饮食。

（5）早期活动：术后活动可以分床上活动和离床活动两种。床上活动主要是为患者翻身、拍背、按摩腿部或进行上下肢活动，为带有输液管或其他导管的患者翻身时，应注意保护好导管，以免扭曲、折叠、脱落；离床活动应在患者的病情稳定后进行，在护士或陪护家属的协助下，先让患者在床边坐几分钟，无头晕不适者，可扶着患者沿床边走几步，患者情况良好时，可进一步在室内慢慢走动，最后再酌情外出散步。

（6）保持口腔清洁卫生，预防并发症发生，刷牙或漱口是保持口腔清洁常用的方法。

59. 什么是下肢静脉血栓？

血液在腿部的静脉内不正常地凝结、阻塞管腔，导致静脉回流障碍，称为下肢静脉血栓。由于术后患者需卧床，手术破坏了腹部一些血管，影响腿部静脉血回流至心脏等，均是造成术后容易发生下肢静脉血栓的原因，另外恶性肿瘤、肥胖、血栓史、下肢静脉曲张、年龄、留置中心静脉导管等也容易导致下肢静脉血栓的形成。

60. 下肢静脉血栓对患者有什么危害？

下肢静脉血栓治疗不及时或治疗不当,可致患肢功能完全或部分丧失而致残；如果发生栓子脱离原发部位,则可引起急性肺栓塞（PE）而危及生命。下肢静脉血栓应早预防、早发现、早治疗。

61. 有什么方法可以预防下肢静脉血栓？

目前预防下肢静脉血栓的方法包括机械性预防和药物预防。机械性预防包括：按摩下肢、穿弹力袜、间歇性压力泵等，主要是通过促进下肢的血液循环来预防下肢静脉血栓；药物预防是指通过应用一些抗凝的药物来预防下肢静脉血栓，如注射低分子肝素。医护人员会根据患者发生静脉血栓的可能性来决定采取哪些方法。

62. 如何正确有效的穿弹力袜？

弹力袜，又称抗血栓梯度压力带，能有效预防术后下肢深静脉血栓。它的原理是从脚踝往上到大腿根部，有逐级递减的压力，利于下肢血液回流。正确穿着和保养弹力袜，才能有效发挥其抗血栓的功效。

（1）护士根据患者体型选择合适尺寸的袜子；弹力袜分两种长度，一种是腿长型，适合卧床的患者；一种是膝长型，适合能够下地活动的患者。手术后的患者，根据病情由腿长型逐渐过渡到膝长型。

（2）手术当天早晨，护士为患者穿好腿长型弹力袜，再送患者去手术室；或者手术后回病房，立即为患者穿上弹力袜，二者无差异。

（3）早上起床前，躺在床上穿袜子；如已起床，让患者重新卧床，抬高下肢10分钟，使静脉血排空再穿。保证穿好的弹力袜平整无皱褶。

（4）每天可以脱下弹力袜两次，建议早晚各一次，检查下肢皮肤情况；但每次脱袜时间不能超过30分钟，休息活动片刻后请再次穿上弹力袜。经常检查袜子有无皱褶、滑落，以避免影响效果，甚至增加发生血栓的危险。

63. 出院后还需要继续穿弹力袜吗?

需要，一般需要穿至术后3个月。当患者每日下床活动时间大于4小时，可由腿长型变为膝长型弹力袜。

64. 弹力袜如何保养?

弹力袜需保持清洁，应用温水、中性皂液手洗，不要用力过猛，避免损害特殊弹性纤维，请勿使用漂白剂、热水或洗衣机清洗、脱水，清洗后吊挂或平铺阴干，避免阳光暴晒损伤袜子。应勤剪手足指甲，在干燥的季节要预防足跟皮肤皲裂，特别注意在穿或脱弹力袜时，避免刮伤弹力袜。此外，还要经常检查鞋内是否平整，防止杂物造成弹力袜不必要的磨损。

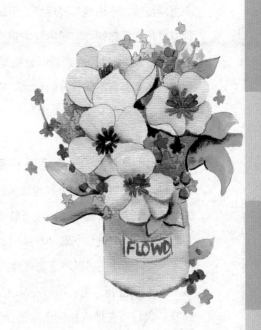

65. 手术后患者为什么会出现发热现象?

通常在手术后3~5天内,患者体温会有轻、中度的升高,通常在38℃左右。这是机体对手术创伤的一种正常反应,一般不需要特殊处理。如果体温高于38℃或患者对体温升高感觉不适,可给予温水擦浴、酒精擦浴、冰袋冷敷等方法进行物理降温。一般在手术3~5天后体温可以逐渐恢复正常。但如果术后体温升高持续不降或术后3~5天体温恢复正常后又升高,则有可能发生了切口感染或其他并发症,医生会查找原因,并进行相应的处理。

66. 术后伤口疼痛怎么办?

伤口疼痛是许多患者最担心的问题之一,是人体应激反应的一个重要表现,是一种正常的生理心理活动。疼痛的程度与伤口大小、手术部位等有关,与人的焦虑情绪也密切相关,焦虑情绪越严重,机体的痛阈越低,心理上高度恐惧的患者对疼痛的敏感性增高。由于每个人对疼痛的敏感性不同,疼痛的程度因人而异。但是,随着医学的发展,已经可以解除或减轻患者术后疼痛。通常有两种方法可减轻创口疼痛,一种方法是在静脉或硬膜外腔留置手术后镇痛泵注药,该方法可以持续、平稳地减轻疼痛,但部分患者有较明显的头晕、恶心等不适;另一种方法是在疼痛剧烈时肌内注射镇痛药,该方法镇痛效果好,但持续时间短,通常可持续2~4小时。疼痛最明显的是手术后48小时内,以后渐渐缓解。手术后常用的镇痛药都有不同程度的抑制肠胃运动的不良反应,会影响患者下床活动的恢复,但短期使用不会产生依赖性。

67. 手术后患者为什么要进行早期活动?

早期活动可以增加患者的肺活量,促进呼吸和肺扩张,可减少肺炎、肺不张的发生;促进血液循环,防止下肢静脉血栓形成;避免因肢体肌肉不活动而导致的肌肉萎缩;促进胃肠蠕动和排气,减轻腹胀和便秘;促进膀胱功能恢复,避免排尿困难;活动还可以增进患者食欲,利于身体康复。

手术后当天,患者即可在床上进行深呼吸,四肢屈伸活动,在他人协助下翻身;次日可在他人协助下床边扶坐,无不适可扶床站立,室内缓步行走。活动时要掌握循序渐进、劳逸结合的原则，逐渐增加活动范围和活动量。避免没有准备而突然站立。感觉头晕、心慌、出虚汗、极度倦怠时应及时休息，不可勉强活动。

68. 术后近期饮食注意事项有哪些？

手术过后的饮食非常重要，稍有不慎不仅会影响患者的康复，还可能带来更多的损害，因此，手术后保持营养的均衡是非常重要的，各种外科手术过程中一般都有出血或组织液渗出，可能造成贫血及低蛋白，同时疼痛、创伤及手术中的刺激会导致营养物质消耗的增加。所以手术后通过饮食保持营养均衡是术后伤口愈合、体质恢复所必需的。

选择食物的注意事项：

（1）保证饮食的多样性：手术后要多进食营养价值比较高、清淡而又容易消化吸收的食物，尤其是优质动物蛋白质；其次是补充微量元素，尤其是锌与钾。锌是化学反应中的媒介，在促进蛋白（尤其是胶原蛋白）的合成中起重要作用；再次是各种维生素及纤维素的补充，其可以增加抗感染的能力，而维生素A、维生素C、维生素E还可以促进伤口愈合；要避免食用猪油、动物内脏、鳗鱼，少吃肥肉及含胆固醇较高的海鱼等，避免烟、酒及浓茶等。

（2）根据手术类型与患者病情选择食物：不同的手术类型在选择食物时也有不同的侧重点。消化系统手术后饮食宜清淡和细腻，这时考虑的是利于胃肠道的功能重建和恢复，一些蛋白粗纤维或植物粗纤维则应慎重摄入；术后一天内，不宜进食牛奶、豆浆等易胀气的食物。能正常进食时，应给予熟烂、嫩、软、少渣以及营养搭配合理的食物。切忌为让患者增进食欲而投其所好，进食辛辣、富含脂肪或煎炸的食物。妇科手术后宜选择性温热的食物来促进体力恢复、活血化瘀，以及促进子宫收缩。可用牛肉、鸡肉、鸽肉等高蛋白动物性食物作为主料，而适量减少碳水化合物的比例。

（3）根据术后时间选择食物：多数患者手术后2~3天开始恢复肛门排气，表明肠道的功能开始恢复。早期进食和活动可增进肠道蠕动的恢复。如无特殊情况，排气后可进流质饮食（粥水、汤水等），饮食一般第一阶段开始以清流食为主，如米汤、藕粉、果汁、蛋花汤等，随病情稳定进入第二阶段，改为流食，如牛奶、豆浆等，以后为第三阶段半流食，如米粥等，第四阶段为软饭或普通饭。

69. 术后患者什么时候可以开始进食？

手术后饮食的是否恰当关系到患者是否能够顺利恢复，手术后何时开始进食，采取何种饮食为宜，要根据患者具体情况而定。过早进食还有可能引起并发症，但进食过迟也是有害无益的。手术后进食时间是根据恢复情况而定的，应视手术大小、麻醉方式和患者情况决定开始进食时间。在局部麻醉下做的小手术，如手术后无明显恶心、呕吐、腹胀、腹痛等不适，可在术后即进食。腰麻和硬膜外麻醉患者在手术后6~8小时，可随患者所需，给予饮食。全身麻醉者，应待麻醉清醒，恶心、呕吐反应消失后，方可进食。

70. 患者术后多长时间可以洗澡？

首先要看伤口的愈合情况，一般愈合良好，无红肿疼痛化脓等，拆线3~7天就可以洗澡了。洗澡时需注意水温适宜，不要用力揉搓伤口，伤口局部也不应浸泡时间过长，毕竟局部刚愈合伤口皮肤较薄，且长时间浸水容易引发感染，一般主张采用淋浴的方式，避免盆洗或泡澡。其次，要看患者身体恢复情况，毕竟洗澡需要患者能基本自理，体质弱的患者洗澡时需有人陪伴，且时间不宜过长。

71. 患者在拔了导尿管后不能排尿该怎么办？

绝大多数患者拔除导尿管后可自行排尿，但也有少数患者拔了导尿管后不能自行排尿，引起这种现象的原因可能有患者不习惯于床上排尿、留置导尿管导致尿道黏膜炎性水肿、长期留置导尿管致使膀胱敏感度降低等，通常都是暂时性的，建议患者首先要放松精神紧张，不要太急躁，也可以由家属搀扶患者下床排尿，或用热毛巾热敷或手按摩下腹部、或有尿意时听流水声。如果是长期留置尿管的患者，在拔除导尿管前先进行膀胱训练，间断夹闭导尿管（每次夹0.5~2小时）至患者感觉想要排尿再放开，如此锻炼1~2天后再拔除导尿管。如果上述方法都不奏效，可以考虑重新留置导尿管，必要时做膀胱造瘘术，待排尿功能完全恢复后再拔除导尿管。

72. 如果出现术后并发症，应该怎么办？

并发症是指某一种疾病在发生发展过程、治疗和护理过程中，发生了与这种疾病有关的另一种或几种疾病。《医疗事故处理办法》中规定的"难以避免的并发症"，是指诊疗护理过程中，由于一种疾病合并发生另一种疾病，而后一种疾病的发生是医务人员难以预料和防范的，说明一种疾病并发另一种疾病所导致的不良后果，不是医务人员的诊疗护理过失所致。因此，不属于医疗事故。目前，我国法律对医疗损害的归责采用过错责任原则，即医疗机构及其医务人员只有在对医疗损害的发生存在医疗过错的情况下才承担民事责任，无过错即无责任。因此，出现并发症后家属应注意以下几点：

（1）术前对知情同意书要充分了解，因为这时医生对术后并发症会详细告知，患者和家属有了思想准备，出现并发症不会意外和突然。

（2）向医生了解并发症的严重程度，做好物质上、心理上等各个方面的准备，并积极配合治疗。

（3）出现并发症后医生将会积极处理，需要得到家属和患者的信任和理解。

（4）稳定情绪，过激的行为往往会影响医护人员处理并发症工作，如果需要，积极配合会诊。

73. 乳腺癌患者术后早期如何进行功能恢复锻炼？

乳腺癌术后的功能锻炼，要科学安排，循序渐进，大体可分为三个阶段，即卧床期、下床活动期及出院后。

（1）卧床期的功能锻炼：乳腺癌根治术后，为了使皮肤愈合良好，避免发生积液，术后须放置橡胶引流管，并用胸带加压包扎。回病房后，即将橡胶引流管接通负压吸引器，故术后1~3天为患者卧床期。此期主要应锻炼手、腕部及肘关节的功能。可做伸指、握拳和屈腕屈肘等锻炼。

（2）下床期活动的功能锻炼：下床活动期为拔除皮瓣下的负压吸引管后，

患者开始下床活动至出院时为止。此期主要为肩关节的锻炼，由于接近腋下切口处的瘢痕组织还没有形成，故早期进行锻炼可使身体中的肌肉，如三角肌、斜方肌和背阔肌功能尽快恢复，这是乳腺癌根治术后上肢功能锻炼的重要一环。锻炼的方法为：①术后的3~4天，患者可坐起，开始进行屈肘运动；②术后5天解除固定患者上肢的胸带后，可练习患者手掌摸对侧肩部及同侧耳部的动作；③术后9~10天已经拆除切口缝线，可锻炼抬高患侧上肢，将患侧的肘关节屈曲抬高，手掌置于对侧肩部。初时可用健侧手掌托扶患侧肘部，逐渐抬高患侧上肢，直至与肩平；④术后14天，练习将患侧手掌置于颈后，使患侧上肢逐渐抬高至患者自开始锻炼时的低头位，达到抬头、挺胸位，进而能以患侧手掌越过头顶并触摸对侧耳部为止。为了扩大肩关节的活动范围，此时还可做扶墙锻炼，加强抬高患侧上肢的功能。

（3）出院后上肢功能的锻炼见"乳腺癌术后康复训练"。

74. 乳腺癌患者术后为什么会发生皮下积液?

皮下积液是乳腺癌手术后的常见并发症之一。皮下积液处理不好会影响手术切口愈合，还可能影响到患者的进一步治疗，给患者带来较重的思想负担。

乳腺癌术后皮瓣与胸肌或胸壁未能愈合或粘连是造成皮下积液的最根本原因。

75. 乳腺癌患者手术后肩关节的活动会受到影响吗?

肩关节的活动障碍是乳腺癌患者手术后的一个常见问题。主要是因为手术对身体的创伤、切口愈合后的瘢痕组织，会限制手术侧的肩关节活动。日常生活中，乳腺癌手术患者会在做一些动作时感到困难或吃力，例如，当拿超过头顶的物品，或从身后系扣时。但是此类患者不必过于担心，手术后的上肢功能康复锻炼可以帮助患者恢复上肢的活动、肌肉的力量以及手臂的灵活性。

76. 乳腺癌患者术后需要做哪些康复锻炼?

乳腺癌患者一般在手术后的第二天便可开始活动手术侧的手指，如图a，手握

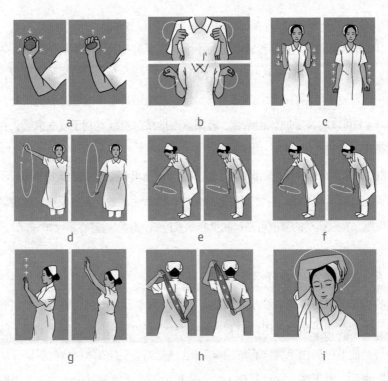

乳腺癌术后康复训练

软球交替做握紧及放松的动作。第三天逐步增加腕部及肘关节的活动，如图b、图c所示。术后早期应尽量避免手术侧肩关节的外展活动。在医生准许后，开始逐步增加肩部的康复锻炼，如旋转手臂（图d、图e）、伸展运动（图f）、手指爬墙（图g）、手臂后举（图h）等，并有护士做具体指导。同时患者在生活中也要尽可能多地使用术侧手臂，如吃饭、刷牙、梳头等。当患者保持头部挺直、手术侧手臂可以绕过头顶触摸到对侧耳而腋窝无紧绷感时（图i），标志患者已经可以做正常的肩部运动了。

77. 乳腺癌患者上肢功能康复锻炼时需要注意什么？

（1）康复锻炼时任何运动都应缓慢进行，每个动作以患者自己体验到肌肉轻微抻拉感为限。

（2）锻炼应量力而为，过度的锻炼会影响伤口愈合。

（3）康复训练应循序渐进、坚持不懈，直至胸部及腋下不再感到紧绷为止。通常，乳腺手术合并腋窝淋巴结清扫术后的手臂，需要2~3个月的时间复原，而瘢痕组织则需要半年左右的时间改造塑形，所以功能锻炼至少应坚持半年以上。

（4）可以与按摩肢体相结合，轻柔适度地按摩可以有利于皮肤愈合，并促进血液循环以及肌肉、神经的功能恢复。

（5）逐步增加并持之以恒的进行有氧运动，如步行、瑜伽、太极拳等，不仅可以改善上肢的运动功能，还能提高心肺功能，缓解化、放疗不良反应，改善情绪低落等问题。有氧运动的强度可通过测量心率来控制，运动适宜心率=170－年龄。

78. 有些患者术后为什么手臂会肿胀?

有少部分乳腺癌患者在手术后数月，甚至数年后会出现患侧手臂或轻或重的肿胀。主要是由于腋窝淋巴结清扫术或腋窝区域的放射治疗会破坏术侧上肢的淋巴系统，使淋巴液由手臂向心脏回流受阻，导致过多的液体在体内积聚，从而形成淋巴水肿，见下图。在此基础上，一些相关因素会诱发淋巴水肿，如患肢皮肤破损、提重物等。淋巴水肿起初可无明显症状，大部分患者可感觉到手臂沉重、发胀、紧绷等不适感。

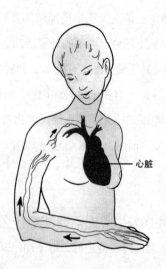

上肢淋巴系统示意图

79. 乳腺癌患者术后如何预防手臂肿胀？

乳腺癌患者在术后直至终身都应注意保护患侧手臂，以尽可能地减少影响淋巴水肿发生的不良因素，具体注意事项如下：

（1）皮肤的护理，避免损伤及感染：①注意卫生，保持患肢清洁、干燥；②日常保湿，防止皮肤干裂；③指甲护理，保持手和指甲四周的皮肤柔软、润滑；④使用防晒霜和驱蚊剂保护外露的皮肤；⑤剃除腋毛，使用电动剃刀，并注意避免损伤皮肤；⑥缝纫时用顶针；⑦避免被宠物抓伤或咬伤；⑧在做可能导致皮肤损伤的活动时戴手套，如洗餐具、种花草、长时间使用化学制剂、洗涤剂；⑨尽量不在患肢穿刺，如注射、抽血、输液；⑩如果皮肤出现擦伤、刺破，洗净伤口后再裹上创可贴等，以防感染。出现皮疹、瘙痒、发红、疼痛、皮温增高、发热或流感样症状，应立即就医治疗。

（2）避免上肢受压：①尽量避免在患肢测量血压；②穿着合体的衣服，佩戴宽松的首饰。

（3）避免过热过冷的环境：①在寒冷的环境中注意保暖，避免冻伤或皮肤皲裂；②避免长时间（大于15分钟）接触热环境，尤其是热水浴和桑拿，避免患肢浸泡在高于39℃的水中；③使用热烤炉时戴手套，不空手端热锅，以防烫伤、灼伤。

（4）生活方式：①患肢避免提重物，特别不要用肩带背负重物；②避免力度大而重复的动作，如用力推、拉等；③逐步建立一种持续的、有一定强度的适合自己身体状况的日常活动。在活动期间注意观察患肢的大小、形状、组织、质地、疼痛或沉重感是否有改变，经常休息以使肢体恢复，避免过度疲劳；④降低脂肪摄入量，平衡膳食，保持理想的体重。

（5）佩戴弹力袖套：①穿戴弹力袖套可避免水肿恶化；②当进行剧烈活动时应当佩戴合适的弹力袖套，如久站、跑步等，但应除外患肢有开放性伤口或血

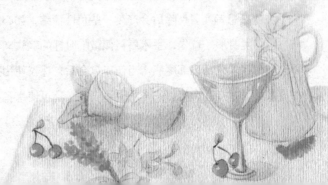

液循环不良；③乘坐飞机时应佩戴合适的弹力套袖，下机后要等0.5~1小时后才可脱下。

80. 如何观察乳腺癌患者的手臂发生了肿胀？

越早期的水肿越容易恢复，因此，应随时监测淋巴水肿，以便早期识别水肿的发生，同时这种观察还可以不断地督促患者继续坚持保护患侧手臂。乳腺癌患者不妨每月一次测量一下自己手臂粗细的情况，并记录在下表中。双上肢周径测量方法：使用软尺分别测量双上肢肘横纹上10cm及肘横纹下10cm处的周径。

综合治疗篇

手臂周径测量表		
测量日期	年　月　日	
测量部位	肘横纹上 10cm	肘横纹下 10cm
左臂（cm）		
右臂（cm）		
主手力	体重（kg）	

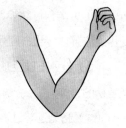

肘部图

81. 乳腺癌患者发生了淋巴水肿怎么办？

注意保护患肢，在日常生活中如发现手臂有轻微肿胀，可通过休息并抬高手臂来缓解；穿戴合适的弹力袖套可避免水肿恶化，袖套经特别设计，使手臂下半部的压力大于手臂上半部，形成一定的压力梯度，以促进多余的液体排出；还可以进行手动淋巴引流，这是一种轻柔的按摩技术，应由专业按摩师进行；此外，还有空气压力泵、微波、药物、手术等治疗方法。在日常生活中，如发生淋巴水肿应及时就医以寻求帮助。

82. 乳腺癌患者乳房切除后的身形应如何恢复？

乳腺癌患者乳房切除后会产生一些负性情绪，如心理自卑等，目前有多种方法可以恢复身形。首先，手术后可佩戴临时性的轻软义乳，如用柔软、纯棉材料填充胸罩，以减轻患部疼痛。当伤口愈合后，建议使用医用硅胶义乳，其外形、手感及移动都接近自然。一个重量适当的义乳可使患者身体平衡、姿势正确、恢复良好体态。此外，还可以通过乳房重建手术来恢复乳房外观，如有需求可咨询外科医生或有经验的整形科医生。另外，乳腺癌患者要注意纠正含胸、患侧肩膀下沉等不良习惯，避免长期不良姿势所致脊柱侧弯的发生。

83. 乳腺癌患者手术后还可以有性生活吗？

性生活的恢复是正常生活恢复的一项重要内容，要正视这个问题，不要回避，试着和伴侣倾谈，说出自己的感受，这种分享能使彼此互相支持。正常、适度的性生活不仅对患者没有伤害，还能促进双方情绪的复原、巩固夫妻关系。需要注意的是，在治疗期间注意避孕，不建议服用避孕药，因为避孕药中的雌孕激素对乳腺癌的治疗有不利影响。鼓励患者使用工具避孕，或置入宫内节育器等。

（二）放射治疗及护理

84. 放疗是怎么回事？

简单来说，放射治疗就是利用放射线能杀死肿瘤细胞的基本原理来治疗肿瘤。目前，用来治疗肿瘤的放射线主要有高能量的X射线、高能量的电子射线（β射线）以及最常用来做近距离治疗的伽马射线（γ射线）。这些射线进入到肿瘤内通过损伤肿瘤细胞核内的DNA，导致肿瘤细胞死亡，从而达到治疗肿瘤的目的。

85. 放疗可取代手术治疗吗？

放疗和手术同属局部治疗方法，也是治疗局限性肿瘤最有效的手段。但每位患者在被确诊时肿瘤的病理类型、分化程度千差万别，肿瘤的早、中、晚期也各不相同，当决定治疗方案时需要综合考虑每位肿瘤患者的特点，分别采取不同的治疗方法，以求达到最佳的疗效。此外，患者的全身状况、求治意愿等对治疗方案的选择也有重要作用。因此，从整体上来讲，放疗取代手术的说法并不恰当。

86. 用于治疗肿瘤的放疗技术有哪些？

用于治疗肿瘤的放射治疗技术大致分为常规放射治疗技术、三维适形放射治疗技术、调强放射治疗技术三类。

87. 什么是常规放射治疗？

常规放射治疗技术，也称二维放射治疗技术，这种技术较为简单，直线加速器对其所产生的X射线的调控通过一对或两对准治器来实现，照射范围只能进行长和宽的调节，也就是说只能产生不同大小的长方形和（或）正方形照射野。从临床实践结果来看，常规放射治疗技术可以治疗肿瘤，但是在杀灭肿瘤的同时，大量的正常组织也受到损害，导致了相应的放疗并发症，有些放疗晚期并发症甚至非常严重，对患者生活质量的影响比较大。同时，由于肿瘤形状的不规则与正常组织或危及器官有重叠，为了避免正常组织或危及器官产生不能接受的并发症，有时不得不减少照射剂量，致使肿瘤组织无法获得足够的照射剂量而导致肿瘤局部控制率下降以及增加照射后肿瘤复发率。

88. 什么是三维适形放射治疗？

所谓三维，就是通过CT模拟机扫描所需要治疗的部位，将获得的CT图像传输到治疗计划系统，在治疗计划系统中的CT图像上，将肿瘤和需要保护的正常组织一层一层的勾画出来，在同一层CT图像上，我们需要勾画所有的肿瘤组织和正常组织（这一过程通常被称作画靶区），对一个头颈部肿瘤来说，需要勾画的层面有上百层，每一层上又有许多种不同的结构需要勾画，需要医生花大量的时间才能完成。完成靶区勾画后，需要物理师重建图像，也就是利用计算机技术，把需要治疗的部位建成一个虚拟的人体图像，在这个图像上，可以从各个方向上观察肿瘤与正常组织的关系，有了空间的概念，所以我们称其为三维放疗技术。这个称呼还差了"适形"两个字，也就是说还需要作"适形"的工作，这就需要比二维放射治疗技术先进的加速器了。这种加速器控制X射线的设备由铅门准直器变成了多叶光栅，也就是说，加速器产生的射野形状使原来的只能是长方形或正方形变成了不规则的形状，这样就可以在三维方向上与本来就是不规则的肿瘤

（照射范围）形状相匹配了，再通过计算机计划系统算出各个照射野需要的照射时间和照射剂量。因此，这种技术被称为三维适形放射治疗技术。由此看出，三维适形技术比二维技术复杂、先进，其对定位设备、加速器、放疗从业人员、治疗计划系统的要求大为提高。同时三维放射治疗技术由于适形度增加，使肿瘤能够获得所需的控制剂量，治疗肿瘤的疗效得以提高，对正常组织的保护也优于常规放射治疗技术。

与常规放射治疗技术相比，三维适形放射治疗技术是放射治疗的一大进步，但仍有一些缺陷。主要体现在以下几个方面：①我们通常把需要照射的范围划分为三个区域，即肿瘤区域、肿瘤周围邻近区域和可能出现转移的区域。对这三个区域而言，需要照射的剂量不同，三维适形放射治疗技术不能在同时给予这三个区域不同剂量，所以需要分三个阶段来完成，而后一个阶段均会对前一个阶段产生影响，这种影响对肿瘤治疗和正常组织保护都是存在的；②三维放射治疗技术的照射野方向的确定，只能由物理师和医生根据肿瘤和正常组织的相对关系以及治疗经验来确定，选择的照射方向可能不是最理想的。

89. 什么是调强放射治疗？

调强放射治疗需要高级计算机控制加速器的多叶光栅中的每一个叶片，在治疗过程中，这些多叶光栅的叶片可以独立运动，在一次治疗完成之后，可以同时给予不同区域所需的不同剂量，这就是剂量强度调节，简称调强，适形在这个技术中是基本条件。有了能够做调强适形放疗的加速器，还需要解决照射野方向的问题，这需要功能强大的计算机计划系统，从各个方向上去计算，从中挑出最好的照射野方向，称逆向调强放射治疗计划，也就是说，我们先确定肿瘤治疗的剂量，让计算机帮我们选择治疗的最佳照射野的方向以及各个方向上最佳的剂量。由此可以看出，调强放射治疗技术比三维适形放射治疗技术要求更高，肿瘤所接受的照射剂量分布更加适形，更容易得到足够的控制剂量，同时对正常组织保护也更好，患者获益也更多。

90. 全乳腺根治性切除术后哪些患者需要术后放疗，放疗的作用是什么？

全乳腺根治性切除术后，如患者乳腺肿瘤大小超过5cm，或肿瘤侵犯皮肤，或有较多的淋巴结转移，即使经过手术和化疗，仍有很多人会出现肿瘤复发，故需要术后放疗。

放疗是通过放射线杀灭残存的癌细胞，可使肿瘤复发率降低 2/3，同时也降低肿瘤的远处转移率，提高生存率。

91. 全乳腺根治性切除术后放疗，需要照射哪些部位？

全乳腺根治性切除术后，一般需要照射胸壁和锁骨上淋巴引流区。视患者的具体病情和手术情况，少部分患者需要照射腋窝和内乳淋巴引流区。

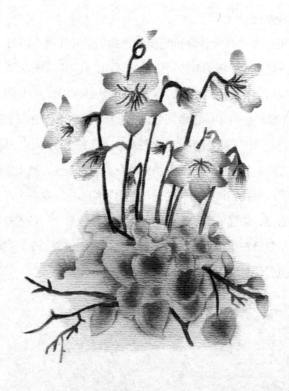

92. 全乳腺根治性切除术后，如果需要做化疗、内分泌治疗、靶向治疗和放疗，怎么安排放疗的时间？

全乳腺根治性切除术后，一般先做化疗（和靶向治疗），然后做放疗。放疗距化疗结束的时间间隔不要太长，一般 1 个月左右。放疗距手术的时间间隔最好控制在半年以内。

放疗的同时，可以继续靶向治疗。但放疗一般不和化疗或内分泌治疗同时进行。放疗结束后再开始内分泌治疗。

93. 保乳术后，哪些患者需要术后放疗？放疗的作用是什么？

保留乳房的手术后，几乎所有的患者术后都需要放疗，以弥补手术范围的不足，保证局部治疗的疗效。放疗使肿瘤复发率降低一半。

94. 乳腺癌患者保乳术后，是先做放疗，还是先做化疗？

保乳术后，先做放疗或先做化疗对疗效影响不大。一般情况下，如果切缘阳性（应该再次手术切除），患者拒绝再次手术，就应先做放疗。如果病理有淋巴结转移、有脉管瘤栓、或肿瘤分级较高，显示肿瘤有很高的远处转移风险时，可以先做化疗。

95. 乳腺癌术后放疗要做几个疗程，每次要多长时间？

乳腺癌术后放疗只有 1 个疗程。患者经放疗医生评估后，先进行模拟定位，制定放疗计划，然后开始放疗。放疗从周一到周五，每日 1 次，每周 5 次，持续 1~1.5 个月。每次治疗的时间因放疗计划的复杂程度而异，一般为 5~15 分钟。

96. 乳腺癌患者放疗前需要做好哪些准备？

乳腺癌术后的患者，放疗前需要手术伤口完全愈合，患侧上肢经过锻炼后，能够很好地举起。化疗后的患者需要血象恢复正常。具备这些条件后，可以开始定位放疗。

97. 乳腺癌放疗剂量和次数是根据什么来定的?

乳腺癌的放疗总剂量是根据患者体内肿瘤负荷的大小、肿瘤对放疗的敏感性和肿瘤周围正常组织对放疗的耐受程度来定的。理论上,只要放疗剂量足够大,放疗可以根除任何肿瘤。现实是肿瘤周围有正常组织和器官,治疗肿瘤时应最大限度地杀灭肿瘤,同时保证大多数人不会因正常组织损伤而产生严重的并发症。

放疗为分次照射,每次照射的剂量很低,逐渐累积,达到肿瘤需要的总剂量。每次的小剂量照射和周末休息,是为了让照射区内的正常组织进行修复,减少不良反应。

98. 乳腺癌放疗必须连续做吗? 中间间断对疗效有无影响?

乳腺癌放疗应该连续做完,最好不要中断。中断放疗的时间过长,肿瘤细胞会加速生长,就可能降低放疗的疗效。

99. 放疗中为什么要使用铅块、皮肤表面垫硅胶?

放疗中使用铅块是为了遮挡放射线,保护正常组织。铅块的厚度因射线的穿透力大小而异,X线穿透力大,需要6~8cm厚;电子线穿透力小,需要1~2cm厚。皮肤表面垫硅胶多是为了增加皮肤和皮下组织的照射剂量,多用于肿瘤非常表浅的患者。

100. 乳腺癌术后放疗有哪些不良反应,怎么办?

乳腺癌术后放疗的不良反应分急性不良反应和晚期并发症。急性不良反应发生在放疗中和放疗结束后半年内,包括乏力、白细胞减少、放射性皮炎、放射性肺炎。保乳患者可有乳房肿痛。晚期并发症发生在放疗结束半年后,包括皮肤萎缩、保乳乳房纤维化、放射性肺纤维化、缺血性心脏病、上肢水肿、臂丛神经损伤、肋骨骨折、放疗诱发第二恶性肿瘤等。放疗的不良反应也和身体的敏感性有关,有的轻微,有的严重,放疗前很难预测。

放疗后患者最常见的症状是乏力和放射性皮炎,其他并发症的发生率很低。

减少不良反应的最好方法是预防，制定放疗计划时尽量保护正常组织。急性不良反应可以通过及时的对症处理而缓解，患者如有不适应该及时就医。晚期并发症无有效的治疗措施，一旦出现，很难逆转。

101. 乳腺癌放疗后皮肤会出现哪些反应？

放疗期间，照射区皮肤因射线影响会出现一定的放疗反应，其反应程度与照射剂量、照射面积、部位等因素有关。一般在放疗开始 2~3 周出现，放疗结束后 1~2 周内可以加重，然后逐渐恢复。接受治疗范围的皮肤会变红，情况和晒太阳后反应一样；皮肤出现干燥、发痒、轻微红斑，毛发会有脱落。随放疗继续，症状会逐渐加重，如色素沉着、干性脱皮、红斑区皮肤疼痛；部分患者发展为皮肤皱褶处出现湿性脱皮。

102. 如何保护照射区域皮肤？

①避免摩擦和理化刺激：可用温水软毛巾温和的清洗；不用碱性肥皂搓洗；不使用酒精、碘酒、胶布及化妆品；避免冷热刺激，不用冰袋和热水袋。多汗区皮肤，如腋窝、腹股沟、外阴等处保持清洁、干燥。②照射区皮肤宜充分暴露，不要覆盖或包扎，如出现瘙痒，不要抓挠，避免人为因素加重反应程度，医生会根据具体情况指导用药。③当皮肤出现脱皮或结痂时，不要撕剥；剃毛发时，使用电动剃须刀，避免造成局部损伤。④皮肤色素沉着不需特殊处理，放疗结束后皮肤颜色会逐渐恢复正常。

103. 乳腺癌患者放疗期间可以洗澡吗？

如果病情允许，放疗期间是可以洗澡的。但要注意水温不能太热，选用温和无刺激的浴液。照射区皮肤不要用力搓揉。保持清洁、舒适，维持皮肤完整性。特别提醒注意：医生在放疗定位时，会用皮肤墨水在患者的皮肤上画上标记线，以确保每次放疗定位的准确。所以这个标记非常重要，一定不可以擦掉！如果标记变浅或模糊，应该及时告诉医生，由医生给予标画清晰，切勿自己尝试描画。

104. 手术后应该采用哪种放疗方法？放疗技术越复杂越先进，效果越好吗？

乳腺癌术后放疗技术因病情而异。如保乳术后患者、根治术后患者伴有锁骨上淋巴结转移、乳腺癌术后复发转移，复杂的精确的放疗技术可以保证疗效、减轻不良反应。根治术后的患者，进行辅助放疗时，常规的放疗技术也可以取得很好的疗效，并且不良反应很小。放疗前，医生会与患者沟通，为每位患者选择最适合的放疗技术。

105. 乳腺癌晚期患者放疗还能管用吗？

晚期乳腺癌视病情放疗可以缩小肿瘤，减轻症状，提高患者的生活质量，如骨转移患者，放疗可以减轻骨痛，使镇痛药减量或停用。脑转移患者，放疗是控制肿瘤的最有效的手段之一。肺转移或肝转移病灶较小、转移灶数目较少时，立体定向高剂量放疗可以杀灭肿瘤，达到和手术切除一样的效果。但是，在晚期乳腺癌的治疗中，放疗只是综合治疗的手段之一。哪些晚期乳腺癌患者适合放疗，放疗与其他治疗手段的时机如何安排，需要内科医生与放疗科医生共同决定，合理安排。

106. 乳腺癌放疗患者回家后，对家人有辐射吗？

乳腺癌放疗患者回家后，可以安全地和家人接触，没有辐射。乳腺癌患者最常接受的是体外放疗，患者躺在治疗床上，机器发出射线，对准肿瘤进行照射。射线使人体细胞发生损伤，但患者体内没有放射源，对周围接触的人没有辐射。极特殊情况下，患者接受放射性粒子植入肿瘤的放疗时，医生会有相应的嘱咐。

107. 放射治疗中营养支持为什么特别重要？放疗中什么食物不能吃？

放射治疗时间长，照射的组织多，特别是口腔黏膜、咽部的黏膜比较娇嫩，头颈部放疗过程中会出现黏膜炎，导致口腔疼痛、吞咽疼痛，严重影响进食，导致体重下降，胸部肿瘤放疗时会出现食管炎，腹部肿瘤放疗时会出现腹泻等症状，同时，放射治疗的全身反应还有食欲下降，这些情况使患者不能进食，或者营养吸收不好，导致营养不良。营养不良的危害非常大，主要有几个原因：①由于进食减少，营养不够，身体合成红细胞、血红蛋白的原料减少，会出现贫血；贫血会引起血液运送氧气的能力下降，肿瘤会因此而缺氧，而缺氧的肿瘤细胞对放射线非常抗拒，影响疗效；②由于营养不够，身体抵抗力下降，易患感染、感冒等，会出现发热甚至高热，需要中断放疗，影响疗效；③身体抵抗力和免疫力下降后，抵御肿瘤细胞侵袭的能力下降，容易出现远处转移，总体治疗效果下降；④由于营养不良，会出现体重下降，体重下降后，肿瘤与周围健康组织的相对关系发生改变，导致肿瘤和正常组织的放疗剂量与事先计划的剂量不一致，使肿瘤控制率下降或正常组织损伤加重。因此，接受放射治疗的患者在治疗过程中以及治疗后一段时间（急性反应恢复期）的营养支持非常重要，患者一定要克服困难，尽可能保持体重不下降。

放疗过程中，对食物的种类没有特殊要求，以高蛋白、易消化和易吸收的食物为主，一般忌食辛辣食物，对头颈部/胸部/食管癌等患者，食物要求软，不宜吃带骨和坚硬食物，以免损伤口腔或食管黏膜，加重放疗反应等。

108. 乳腺癌患者放疗期间适合做哪些运动?

乳腺癌患者放疗期间除了术后的功能锻炼外，可以适当运动，如散步、慢跑等（骨转移等特殊病情患者需征求医生意见）。适当运动可以减轻疲乏感，改善食欲和睡眠。但最好不要打球或游泳，因为打球时上肢活动量过大，可能会引起上肢水

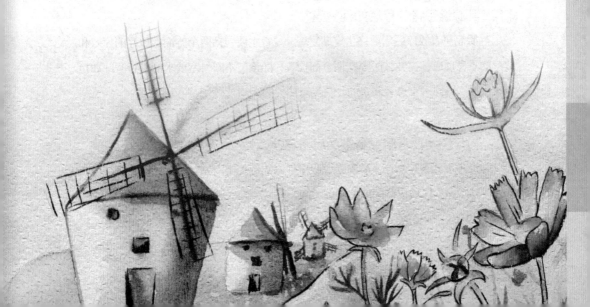

肿；游泳池内的氯对放疗野内的皮肤有刺激。注意运动不要过于激烈、运动量不要过大，如果运动后第二天觉得浑身酸痛，就说明运动过量了。运动时出现任何不适症状，如气短、疼痛，或发现任何异常，如肿胀等，应立即停止运动，及时就医。

109. 乳腺癌放疗期间，是否需要避免夫妻生活？

放疗期间，可以正常进行夫妻生活。但要采取避孕措施，若不慎妊娠，放射线对胚胎有害。

110. 乳腺癌放疗影响生育功能吗？

单纯的术后辅助放疗，如进行乳房和高危淋巴引流区的放疗，不会影响生育功能。只有直接照射卵巢或子宫一定剂量后，才可能对生育功能造成影响。

111. 乳腺癌放疗效果好坏的判断标准是什么？

乳腺癌放疗效果的判定标准根据病情而异。如果患者体内有可摸到或影像检查可以发现的肿瘤，放疗后可以通过查体和影像检查比较肿瘤是否缩小和消失来判断疗效。因为放疗有后效应，放疗结束后，肿瘤可以继续缩小，所以一般在放疗结束后1个月复查，疗效比较可靠。如果肿瘤已经手术彻底切除，进行术后辅助放疗，放疗后需要定期复查，如果放疗部位无肿瘤复发，就说明放疗有效。

112. 乳腺癌患者放疗后如何复查？

乳腺癌患者放疗后需要终生定期复查。复查主要包括两个方面：放疗的疗效和放疗的不良反应，需要按医嘱定期全面检查和随诊。不同科室要求的复查时间和检查项目是围绕同一个患者制定的，是没有冲突的。

113. 放疗期间在衣服穿着方面应注意什么？

放疗期间建议患者穿柔软宽松、吸湿性强的纯棉类内衣；避免粗糙及化纤类衣物，以减少照射区域皮肤的摩擦和刺激。

（1）颈部接受放疗，上衣最好穿无领开衫，便于穿脱；不要穿硬领衬衫，男士不打领带，以减少颈部皮肤摩擦刺激。

（2）因照射区皮肤非常敏感，应避免强烈的阳光照晒及冷风吹袭，外出时注意防晒（遮阳伞）和保暖（柔软围巾）。

（3）乳腺接受治疗，建议不戴胸罩，保持舒适。

（4）放射治疗后皮肤会较以前脆弱，需要长期特别呵护。

114. 皮肤和黏膜反应在放疗结束后还会持续多久？

有两个非常重要的因素会影响这个时间：①黏膜溃疡的范围和深度：放疗结束时如果黏膜溃疡范围较大，疼痛比较明显，如果医生告诉患者是Ⅲ度的黏膜反应，持续的时间会在2周以上；②是否同时合并化疗：比如局部晚期鼻咽癌放疗时大多合并同期化疗，同期化疗的第三疗程通常在治疗的最后3天才完成，治疗结束时它对黏膜的损伤还尚未完全体现出来。另外，放疗同期合并化疗的患者黏膜的反应程度比单纯放疗重。所以，同期放化疗患者在治疗结束时可能最严重的黏膜反应还未表现出来，在治疗结束后2周仍然是比较严重的时候，一般需要1个月甚至更长的时间才能好转，在这段时间里，需要按照在治疗期间一样注意口腔黏膜和皮肤的护理。

115. 放疗期间对服药和饮水有什么建议？

（1）放疗期间应多饮水，每日最好在3000ml以上，有助于体内代谢废物的排出。可以将水果、蔬菜榨汁饮用。

（2）进餐及服药前、后，饮少量温水润滑口咽和食管，以免药物或食物粘贴咽部或食管表面。吞咽片剂有困难时，可以将药片研成粉剂后用水冲服。

（3）如果患者正在服用某些药物（包括中药和保健品），要告诉主管医生，放疗开始后是否需要继续服用，应听从放疗医生的建议。

116. 放疗期间可以联合靶向药物吗？

分子靶向治疗药物治疗肿瘤具有非常强的特异性，它可以针对肿瘤细胞发生、发展生长过程中的特定分子靶点对肿瘤细胞起杀伤或抑制作用。但由于调控肿瘤细胞生长和肿瘤细胞特征的位点特别多，是一个网络，大部分分子靶向治疗药物单用的时候，其治疗肿瘤的有效率只有 15%~30%。目前，大部分临床研究证明，分子靶向治疗药物与放射治疗和（或）化疗联用能起到较好的效果。因此，放疗期间可以联合使用有效的分子靶向治疗药物。

117. 高血压、糖尿病等对放疗有影响吗？

高血压、糖尿病是目前常见疾病，很多患者诊断为肿瘤时通常合并这些疾病，如果这些疾病不严重，服药能够控制，不影响放疗的进行。因此，合并有这些疾病时，也不要太紧张，控制好后可以接受放射治疗，但一定要控制在正常水平。

糖尿病患者对放疗的反应会加重一些，黏膜溃疡发生的概率和严重程度会大一些，损伤愈合所需的时间也要长一些。因此，血糖的控制非常重要。

118. 放疗期间白细胞减少怎么办？需要停止放疗吗？

放疗期间白细胞减少的情况比较常见，但多数患者白细胞减少的程度都比较轻微，而且减少过程也比较缓慢，对治疗的影响较小。还有些患者在放疗前或者

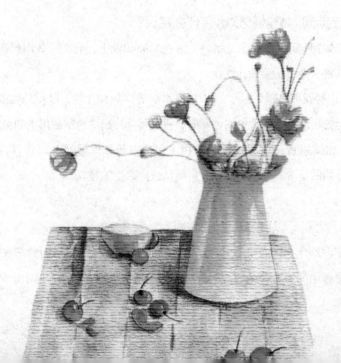

放疗期间同时接受化疗，对血象影响作用较大，有时会出现Ⅲ～Ⅳ度的骨髓抑制，白细胞可能会减少到一个比较低的水平。这种情况下，医生会给予药物治疗，患者也要加强营养供给，尽快恢复白细胞／血小板的水平，纠正贫血等。

如果血液学毒性达到Ⅳ级，应该停止放疗，尽快恢复，同时避免感染。

119. 放疗期间需要使用治疗辐射损伤的药物吗？

目前，治疗辐射损伤的药物较少，有些药物具有减轻放疗损伤的作用，可以考虑适当使用。但由于不同疾病照射部位不一样，损伤的类型和机制也有差别，需要具体疾病具体分析，并咨询患者的主管医生。

（三）内科治疗

120. 什么是化疗？

化疗是化学药物治疗的简称，是指用化学合成药物治疗肿瘤及某些自身免疫性疾病的主要方法之一。化疗是一种"以毒攻毒"的全身治疗方法。这类药物主要基于肿瘤细胞较正常细胞增殖更快的特点，通过直接破坏肿瘤细胞的结构或阻断细胞增殖过程中所需的物质来达到杀伤肿瘤细胞的目的。因此，化疗对正常细胞和机体免疫功能等也有一定程度的损伤，可导致机体出现不良反应。

121. 什么是新辅助化疗？

新辅助化疗是指在实施局部治疗方法（如手术或放疗）前所做的全身化疗，目的是使肿块缩小、及早杀灭看不见的转移癌细胞，以利于后续的手术、放疗等治疗。对于早期肿瘤患者通常可以通过局部治疗方法治愈，不需要做新辅助化疗。而对于晚期肿瘤患者由于失去了根治肿瘤的机会，通常也不采用新辅助化疗的方法。新辅助化疗通常是用于某些局部晚期肿瘤患者，希望通过先做化疗使肿瘤缩小，再通过手术或放疗等治疗方法治愈肿瘤。

122. 新辅助化疗后患者什么时候可以接受手术治疗？

对接受新辅助化疗后的患者需要进行影像学的一系列检查，重新评估是否能进行手术治疗。如果外科医生认为有手术可能性，需待患者血象恢复正常后接受手术治疗，通常是在新辅助化疗结束后的第 3~4 周。如果是采用抗血管生成的新辅助靶向治疗（如使用贝伐珠单抗），通常需要在停止靶向治疗后至少 6 周才能进行手术治疗，目的是减少术中出血，避免术后伤口不愈合。

123. 什么是术后辅助化疗？

有些肿瘤患者即使接受了根治性切除手术，甚至是扩大切除手术，术后仍有可能出现肿瘤复发或转移，目前研究认为，这部分患者在原发肿瘤未治疗前就已有瘤细胞播散于全身，其中大多数瘤细胞被机体免疫系统所消灭，但仍有少数瘤细胞残留于体内，在一定环境条件下重新生长，成为复发根源。因此，在手术或放疗消除局部病灶后，若配合全身化疗，就有可能消灭体内残存的肿瘤细胞。这种在根治性手术后进行的化疗称辅助化疗。目的是杀灭看不见的微转移病灶，减少复发或转移，提高治愈率，延长生存期。是否需要进行辅助化疗主要根据原发肿瘤的大小、淋巴结是否转移，以及是否存在复发或转移的高危因素（如分化差，有脉管瘤栓等）来决定。不同类型肿瘤的标准不尽相同，部分患者辅助化疗后还可能需要放疗。

124. 手术后多长时间开始进行化疗比较合适？

术后化疗的时间主要取决于患者手术后恢复的快慢。通常在手术后 4 周之内进行化疗比较合适。

125. 都说化疗很伤身体，可以不做化疗吗？

必要的术后辅助化疗能够减少复发或转移，提高治愈率。虽然有毒性反应，但总体是利大于弊。对于大多数肿瘤而言，目前尚没有能够替代辅助化疗的方法。如果医生建议进行术后辅助化疗，最好是认真考虑医生的建议。患者决定前应充分了解辅助化疗可能带来的效果。

126. 如果化疗效果不好，该怎么办？

化疗效果不好的时候，最好与主治医生沟通，分析治疗无效的可能原因。对于乳腺癌患者来说，即使采用目前最有效的方案，仍有一部分患者无效。由于影响化疗疗效的因素很多，对某一个特定的患者而言，目前又没有特别有效的方法提前预知哪些化疗方案有效，哪些没效，只能通过化疗才知道疗效如何。当然，化疗也不是完全盲目的，有经验的医生会根据患者肿瘤的各种特点，选择一个最适合的化疗方案。如果该方案无效，也会分析治疗失败的原因，提出下一步治疗方法。

127. 应该如何选择进口药物和国产药物？

进口药物和国产药物都是经过国家药监局审批的正规药物，只要是同一种药物，其成分相同，理论上起的作用也应该相同。但进口药物和国产药物在制作工艺上多少会有区别。在仿制药品用于临床前有关部门会比较国产药物与进口药物的疗效与不良反应，一般来讲不会有很大差别，否则就不会被批准在国内使用，但我们经常会在临床中发现患者或家属给予进口药物特别的含义。究竟怎么选药，患者有很大的发言权，就像国产电视和进口电视一样，患者主要根据自己经济状况或其他因素来选择。

128. 什么是一线化疗？什么是二线化疗？

第一次化疗时采用的化疗方案称一线化疗，这个化疗方案往往是经过长时间的临床研究显示对大多数患者疗效最好，且可以重复的治疗方法，不良反应相对能接受，价格也能够接受的性价比最高的化疗方案。但没有一个药物或治疗方法是永远有效的，几个周期一线化疗后如果无效了就不能再用这个治疗方案，如果不换就不符合逻辑，再换的另一种化疗方案称二线化疗。多数情况下，一线化疗的效果要好于二线化疗。

129. 什么是化疗耐药？

化疗耐药是肿瘤治疗中的一个难题，可分两种情况，一种是原发耐药，是指一开始就无效；另一种是继发耐药，就是开始的时候有效，接着用就无效了。此时一般需要换药。化疗耐药是不可避免的一种现象。一种药物耐药后，对与其结构类似的另一种药物也会有交叉耐药。更不好理解的是，对与其结构不同的药物可能也会产生耐药。换用靶向药物有可能获得一定效果。

130. 如果多种化疗方案均无效怎么办？

如果多种化疗方案均无效，可以尝试参加新药的临床试验。参加临床试验虽然有些确切的结果还不知道，但是一种机会。如果没有什么更有效的治疗方法，也可以考虑中医等治疗，根据患者的状态给予最佳支持治疗，针对病变做局部治疗，如骨放疗、脑放疗、胸部放疗等。如果经济条件允许，可依据患者具体情况试用靶向治疗。

131. 化疗期间饮食应注意些什么？有忌口吗？

化疗中应注意饮食问题，尤其是中国人，对此非常重视。但是现实中对这个问题的认识存在着许多误区。受传统的思维影响，人们有很多奇怪的认识，例如，忌口的问题，治疗中不能吃无鳞鱼、不能吃蛋白质、不能吃羊肉等等；还有的患者认为应该使劲补，天天补品不离口。出现这些现象和我们的传统思维方式有关。对疾病产生影响的食物其实并不多，如食用海产品对甲状腺功能亢进、食用过多的淀粉或含糖的食物对糖尿病、饮酒及海鲜火锅等对痛风等会产生影响，但是一般的鱼、肉类食物对肿瘤并没有影响，一些不实的传言并没有证据来支持。设想肿瘤患者受到疾病的困扰，常出现营养不良，再不及时补充会对患者的病情造成消极的影响。化疗期间患者常常有胃肠道反应，如恶心、呕吐、食欲不好等，这时饮食应该清淡，但应富于营养，并且应服用一些纤维素以帮助患者解决便秘问题。化疗过后休息阶段可以再适当的增加营养。有人认为，应多食补品，补品是什么？其实只是个概念而已，有些补品含有激素，对患者不一定有益，只要患者有食欲，正常的饮食就是最好的补品，花同样的钱可以获得更多的回报。

132. 抗肿瘤化疗药物有哪几大类？

按作用机制抗肿瘤化疗药物通常分为六大类：①细胞毒类药物：此类药物

作用于细胞的DNA和RNA、酶、蛋白质导致肿瘤细胞死亡，如氮芥、卡莫司汀（卡氮芥）、环磷酰胺、白消安（马利兰）、洛莫司汀（环己亚硝脲）等；②抗代谢类药：此类药物对核酸代谢物与酶结合反应有相互竞争作用，影响与阻断了核酸的合成导致肿瘤细胞死亡，如氟尿嘧啶、甲氨蝶呤、阿糖胞苷、巯基嘌呤、呋喃氟尿嘧啶等；③抗生素类：有抗肿瘤作用的抗生素类药物，如放线菌素D、丝裂霉素、博来霉素、阿霉素、平阳霉素等；④生物碱类：主要为干扰细胞内纺锤体的形成，使细胞停留在有丝分裂中期，如长春新碱、长春碱、羟基树碱等；⑤激素类：能改变内环境进而影响肿瘤生长，有的能增强机体对肿瘤侵害的抵抗力。常用的有三苯氧胺、黄体酮、雄激素、甲状腺素、地塞米松等；⑥其他：如甲基苄肼、羟基脲、顺铂、卡铂等。

　　按其对细胞增殖周期的影响，可分为三大类：①周期非特异性药物：对增殖或非增殖细胞都有作用的药物，如氮芥类、环磷酰胺、抗生素类等；②周期特异性药物，作用于细胞增殖整个或大部分周期时相的药物，如抗代谢类药物；③周期时相特异药物：药物选择性作用于细胞周期的某一个时相，如阿糖胞苷、羟基脲抑制合成期，长春新碱对有丝分裂期的细胞抑制作用。

133. 为什么大多数化疗方案需要联合几种化疗药进行？

　　化疗药物按照机制分成很多种，在为患者治疗中多选用几种药物联合使用，当然也有单独使用的时候。肿瘤细胞在其生长过程中细胞要分裂、增殖，在细胞

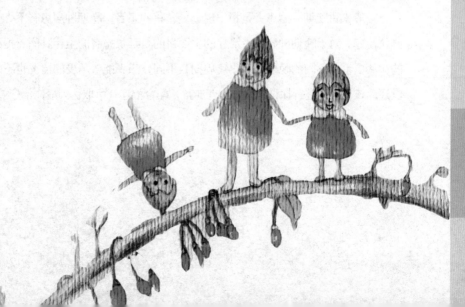

分裂增殖过程中会出现很多生物学过程，我们将其分成几个期别。有的药物能够对各期别都起作用，而有的药物则只针对细胞的个别期别。很显然，如果联合使用针对不同期别的化疗药物，有可能获得比单个药物更高的疗效，同时可以分散各个药物不同的不良反应，不至于在某个方面的不良反应太明显。这就是为什么常常联合几种化疗药进行化疗的原因。化疗周期是指1周吗？化疗是天天做吗？

多数化疗方案是3周为1个周期，要化疗4~6个周期，是否需要在医院治疗12周，也就是3~4个月呢？答案是不需要，因为化疗的1个周期包括用药时间和休息时间。在一个周期中不是每天都用化疗药，大部分化疗药物在每21天或者28天里只有前3~5天用化疗药物，其余时间休息。药物使用的频率是根据不良反应、代谢时间及人体恢复周期而决定。总的来说，不论什么样的治疗方案，每个周期都会有一定的休息时间。

134. 化疗多长时间可以看出疗效？

不同的肿瘤对化疗的敏感性不同，有的肿瘤如果有效则会很快看到疗效，如小细胞肺癌、淋巴瘤等。但就大多数肿瘤来讲要评估疗效需要做2个周期后再评价，过早评估疗效很可能会冤枉一些治疗，因为还没有看见肿瘤大小出现明显变化，但是也不能等待太长时间，那样如果无效也会耽误治疗。

135. 晚期肿瘤患者需要做化疗吗？如需要，通常要做几个周期？

一般来讲晚期肿瘤患者是指出现远处转移的患者，晚期肿瘤患者不等于没有办法治疗。对于晚期肿瘤患者治疗的主要目的是延长患者的生存时间、提高患者的生活质量。不同的晚期患者化疗周期数不同，患者能够承受的情况也不同，所以还应该与医生进行探讨，做好心理准备，配合治疗，争取达到最佳治疗效果。

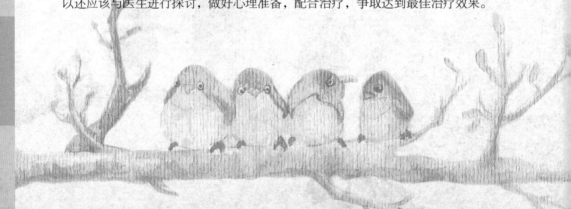

136. 是不是医生建议术后化疗就说明是癌症晚期了?

许多乳腺癌患者做完局部治疗(手术、放疗)后都需要接受化疗,这并不意味着是肿瘤晚期,准确地说,大多数乳腺癌患者不论早期或者晚期,都有可能从化疗中获益,延长生存时间甚至是治愈。但是何时进行化疗是有科学依据的,并非所有的乳腺癌患者一开始就需要化疗。有的需要在手术前化疗,有的需要在手术后化疗,有的二者均需要应用。当然,对于整个乳腺癌患者群体是这样的,但对于每位患者,则需要视具体情况,个体化决策。患者在化疗方案的选择上应该听从医生的建议。需要注意的是,化疗要在有资质的肿瘤专科医生指导下进行。

137. 是不是乳腺癌术后都需要化疗?

就像裁缝量体裁衣一样,要根据患者身体状况、术前术后的病理特点(包括肿瘤大小、淋巴结转移个数、手术术式、免疫组化的情况等)做出选择,有些患者可能不需要化疗。

138. 已经诊断为乳腺癌,为什么医生让先接受化疗而不是手术?

手术之前化疗称为新辅助化疗,是相对比较新的治疗理念。对于某些乳腺肿块较大或腋窝淋巴结转移较多患者可以先给予化疗,能缩小肿瘤,降低肿瘤分期,及早预防远处转移的发生,提高长期生存率。新辅助化疗后,医生会根据化疗疗效重新评估手术可行性。另外,对于一部分乳腺肿块较大而又希望接受保留乳房手术的患者,医生也会建议先做化疗,待肿块缩小后再施行保留乳房手术。

139. 乳腺癌化疗一般持续多长时间?

一个化疗周期通常是 21 天或 28 天,在此期间,一般用药 1~2 次,个别患者次数可能会多一些。术后通常化疗 4~8 个周期不等,晚期乳腺癌患者的化疗周期数不定,要根据疗效和毒性决定。

140. 乳腺癌常用的化疗药有哪些?

乳腺癌常用的化疗药物有环磷酰胺、阿霉素、表阿霉素、紫杉醇、多西他赛、卡培他滨、长春瑞滨、吉西他滨、顺铂、卡铂等，都是乳腺癌常用的化疗药物。

141. 化疗都是静脉用药吗?

　　大部分化疗药都是通过静脉输注的，但现在也有一些口服的化疗药物具有良好的疗效，毒性相对更轻，方便在家服药。因此，不要因为体质差拒绝接受化疗，可能错失治疗机会。

142. 化疗期间可以服用中药吗?

　　化疗期间可以根据身体状况和不良反应服用中药调理身体，减轻化疗反应，建议到正规中医院或肿瘤专科医院中医科就诊，不要轻信某些宣传。更不应该听信某些偏方或中药能治疗肿瘤而放弃正规的治疗。在服用中药之前，应该听听主管医生的意见。一些化疗药有可能与某些中药产生相互作用，从而影响疗效。如果患者正在参加新药或新方案的临床试验，一般不建议同时服用中药。

143. 化疗期间可以用其他药物吗?

　　有些药物可能会干扰化疗的疗效或加重毒性。化疗期间使用其他药物前应该

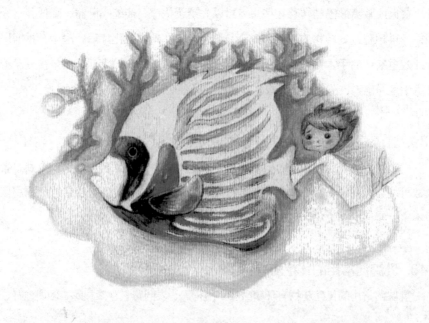

与主治医生确认是否能够使用。

144. 化疗期间饮食应注意什么?

因多数化疗药有致吐性,患者化疗期间常出现食欲减退、恶心、呕吐等症状。在此期间,应少食多餐,不可不吃。饮食以清淡、少渣、易消化为主,避免刺激、油腻、辛辣食物。营养要充足,合理搭配,要确保蛋白质、维生素的摄入。

145. 是不是化疗的不良反应越大疗效越好?

只要化疗,不良反应几乎不可避免。不能根据化疗不良反应的程度来判断化疗效果;并不是化疗反应越大效果越好、没有化疗不良反应就没有效果。化疗成功与否,在很大程度上取决于如何解决好疗效与不良反应之间的关系。不同的个体对药物的吸收、分布、代谢、排泄可能有差异,要密切观察与监测。这不意味着为了追求疗效就可以无止境的增加剂量,在剂量增加的同时,不良反应也在增加,在患者可以耐受的不良反应情况下兼顾最适合患者的最大剂量才是保证疗效的最好方法。

绝大部分不良反应与疗效无关。有些患者误以为不良反应越大疗效越好,出现不良反应后采取强忍的方式,不告诉医生进行相应处理,以致影响后续对化疗的依从性,产生害怕心理,对治疗有害而无利。

146. 怎样才能知道化疗药物是否有效?

相信每位患者在化疗前都会做一些检查,这些小检查可起着大作用。从第一次开始使用化疗方案起,大部分方案进行一段时间后会再次做一些辅助检查,如血清肿瘤标志物、CT 检查等,医生会结合相应症状的减轻程度,综合的评估化疗药物是否有效。

147. 如何判断患者是否可以耐受化疗?

化疗过程中可能会出现许多不良反应,或者只出现部分,也可能没有任何不良反应出现。这些都取决于化疗药物的种类和剂量,以及不同个体对化疗药物的反应。不良反应持续的时间主要取决于身体状况和所采用化疗方案,正常细胞一般在化疗结束后会自我修复，所以大多数不良反应会在化疗结束后缓慢消失，极少的不良反应会持续较长时间。在每个化疗方案实施之前，医生和护士都会询问患者很多看似"不相关"的事情，如有没有高血压、糖尿病、胃溃疡等基础疾病，有没有抽过烟、喝过酒，有没有食物或者是药物过敏，可不可以爬上3楼，中间需要休息几次，甚至是身高和体重等等，这些问题都可以判断患者当时的体力状况，以此选择可以耐受的合适方案，每个人的药物剂量都是根据身高、体重计算出来的，是不一样的。

148. 如何评价化疗的疗效？

在化疗药物治疗过程中，正确评价药物的有效性是十分关键的问题。化疗前后都会反复做血液学检查和CT等评价化疗疗效，医生运用肿瘤完全缓解（CR）、肿瘤部分缓解（PR）、肿瘤稳定（SD）、肿瘤进展（PD）这类的医学用语来总结这段时间的治疗效果。对于大多数药物治疗不敏感的肿瘤或晚期肿瘤患者，一味地强调理论上的CR、PR是不切实际的。治疗肿瘤时不但看肿瘤大小的变化，更需要考虑到患者的生存质量、生存期的长短。很多晚期肿瘤患者通过综合治疗可以长期"带肿瘤生存"，这样的治疗疗效和实际意义不亚于CR、PR的结果。

149. 化疗过程中会出现哪些不良反应？

化疗过程中常见不良反应包括胃肠道反应（恶心、呕吐）、血液毒性（白细胞低、血小板低、贫血）、肝肾毒性（肝肾功能异常）、神经毒性（手脚麻木、耳鸣）、皮肤毒性（脱发、脱皮、皮疹、脓疱）、心脏毒性（心慌、心律失常、心绞痛）、乏力等。

150. 如何减轻化疗的不良反应？

目前已经有很多方法来预防或减轻化疗的近期不良反应，如化疗前预防用镇吐药能减轻恶心、呕吐，白细胞或血小板减少的患者可以应用升白细胞药或升血小板药物。关节酸痛患者可用芬必得之类的镇痛药加以缓解。但对神经毒性、脱发目前还没有好的预防办法，此外，个别患者有可能发生与治疗相关的第二原发癌，但也无法预防。患者应尽可能保持战胜疾病的决心和克服困难的信心，因为情绪越差越容易陷入反应越大的恶性循环。

151. 化疗患者为什么会掉头发？头发掉了会再长吗？该怎么办？

化疗药物进入体内后会抑制组织的生长，在人的机体内生长最为旺盛的组织最容易被抑制，而这些旺盛的组织常见于骨髓、胃肠道黏膜等，发根也是一个生长极为旺盛的部位，因此，也容易被化疗药物所抑制。化疗后一旦发根被抑制就会掉头发，有的人掉得更加明显，甚至眉毛、胡须及其他体毛都掉光。但是当化疗结束后这些抑制毛发生长的因素就逐渐淡出，发根又会逐渐恢复生长，个别患者重新长出的头发还是卷发，但时间久了还是会变成直发。在医院里化疗后出现脱发的现象十分常见，别人不会用惊异的目光看待患者，但在其他场合有人对患者不了解，也有患者过多的自我暗示。可以到商店去购买假发。戴假发不光是患者的专利，也是很多人的爱好，患者可以随心挑选中意的假发，体会平时不曾尝试的事物。当然随着科技的进步有些治疗药物已经有所改进，相信治疗后掉发现象会逐渐得以改善。

152. 化疗后大便干燥怎么办？

首先应向医生说明大便干燥的原因，医生会分析是否与疾病和治疗有关。除按医生医嘱给予的药物治疗以外，还可以非药物性干预，如调节饮食，多吃一些粗粮和粗纤维的食物，如玉米面、小米、芹菜、韭菜等。要多吃一些水果，特别是香蕉、西瓜等，喝蜂蜜水，达到润肠通便的作用。多喝水，适当参加运动。还可以进行腹部按摩，由右向左顺时针按摩，以增加肠蠕动，增加排便次数。

153. 化疗后手指、足趾出现麻木怎么办？

患者在使用某些化疗药物，如紫杉醇后可出现手指、脚趾麻木和感觉异常现象。出现此症状后可以使用营养神经的药物。日常生活中要注意避免接触过热的物品，如打开水、拿热水杯等。可以由指甲先触到，以免因为手指接触物品反应慢而发生烫伤。避免接触锐器，如作针线活（十字绣）以免扎伤。另外，此期间要穿着平底、宽松、舒适的鞋，避免脚趾受挤压，影响血液循环，冬季注意手足保暖。

154. 化疗后出现口腔黏膜炎或口腔溃疡有什么方法减轻疼痛？

有很多种化疗药物可以引起口腔黏膜炎。目前有些漱口液可帮助溃疡愈合，还可以局部外用麻醉药物镇痛，帮助患者进食。保持口腔清洁、润滑和控制疼痛是很重要的。以下措施可有助于改善化疗患者的生活质量：①在使用化疗药物前5分钟采用口含冰屑（冰屑完全融化前应充满口腔）持续30分钟；②用生理盐水或碳酸氢钠水每日多次漱口（避免使用市场销售的漱口液，因为其酒精含量高，刺激口腔黏膜）；③保持口腔湿润，可以使用加湿器保持房间的湿度；④保持口腔和牙齿清洁；饭后及睡前用软毛牙刷或海绵牙刷刷牙（去掉假牙），最好不使用含氟牙膏；⑤避免进食粗糙、尖锐、辛辣、酸性食物；⑥避免过冷、过热的食物（如热咖啡、冰激凌）。

155. 使用化疗药物后白细胞、血小板减少了怎么办？应该注意些什么？

使用化疗药物后出现白细胞和血小板减少是化疗后最常见的不良反应，根据骨髓抑制的程度给予升血的药物治疗，并按时监测血象。白细胞减少时应减少会客和外出，因此时患者的免疫力较低，容易发生感染。减少外出，尤其是冬春季，流感高发期，不要接触患有感冒的人，避免交叉感染。

白细胞减少至 1.0×10^9/L 以下时要对患者房间进行消毒，常用方法是采用紫外线房间消毒，每天2次、每次30分钟。照射紫外线时患者可以离开房间，不离开房间时用毛巾或被单遮盖露出的皮肤（面部、手足）。早晨要进行房间通风。血小板下降容易发生出血，所以要注意进软食以免造成口腔损伤。保持大便通畅。少活动、慢活动、避免磕碰。随时观察皮肤有无出血点及出血倾向。出现头痛、恶心症状应及时找医生处理。

156. 出现皮疹、甲沟炎、手足脱皮、有破溃怎么办？

多种化疗药物可以导致皮肤反应，如使用吉西他滨可以出现皮疹，多发生在前胸、后背及面部，医学上称为丘疹脓疱症状；口服希罗达（卡培他滨）可以出现手足脱皮、红肿或破溃等现象，医学上称为手足综合征。一旦发生上述症状，无论轻重，都要及时咨询医生，根据具体情况调整治疗及对症处理。

在日常生活中应避免发生感染：①减少手足部的摩擦，避免接触高温物品，穿合适的鞋，使用能减震的鞋垫，在家里可以穿拖鞋，坐着或躺着的时候将手和足放在较高的位置；②减少手足接触热水的次数；③可以涂保湿润肤霜，保持皮肤湿润；④注意不要抓挠皮肤，如果瘙痒严重可以使用炉甘石洗剂涂抹；⑤洗浴时减少使用洗浴用品，可以使用婴幼儿洗浴用品，减少对皮肤的刺激。有助于丘疹脓疱症状减轻；⑥避免在阳光下暴晒。外出时应涂抹防晒指数至少为SPF30的防晒霜；⑦避免进食辛辣、刺激性食物。

如果出现水疱要请医务人员处理。出现脱皮时不要用手撕，可以用消毒的剪刀剪去掀起的部分。必要时在医生指导下使用抗真菌或抗生素治疗，也可以在医生指导下口服维生素B_6。

157. 化疗后腹泻怎么办？

了解使用的化疗药物是否有腹泻的不良反应。如果因为化疗药物引起腹泻，要遵照医生的医嘱给予止泻及补液等药物治疗。其次应该注意观察记录排便的次数和性质。要重视腹泻程度和其他症状，如果有发热或寒战、口渴、脉搏快、眩晕和严重腹痛等症状，要及时通知医生，以免发生不良后果。

腹泻次数较多者会持续对皮肤产生刺激，导致局部皮肤破溃。所以每次排便后用清水和肥皂清洗肛门和骶尾部，用软毛巾擦干。保持局部皮肤的清洁、干燥。局部还可以涂氧化锌软膏。穿松软的棉质内衣。

饮食要注意对胃肠道刺激小的食物。不宜进食粗粮、含油量高的坚果、含酒精或咖啡因饮料、牛奶及奶

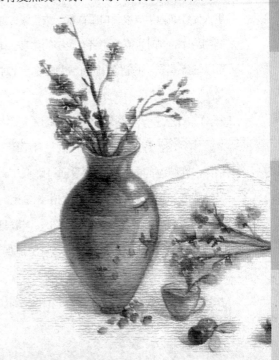

制品。进食少渣食物、增加大便固形的食物（如米饭、馒头、苹果酱、浓缩果汁、温茶及葡萄糖饮料），因为糖可以帮助将钠和水分重吸收到体内。少量多餐，忌生冷辛辣食品。

158. 化疗中出现血小板减少应如何处理? 应注意哪些问题?

血小板减少会引起出血时间延长，血小板计数的正常值为（100~300）×10^9/L。理论上当血小板<50×10^9/L时，会有出血危险，轻度的损伤可引起皮肤黏膜的淤点；当血小板<20×10^9/L时，出血的危险性增大，常可以有自发性出血，需要预防性输入血小板；血小板<10×10^9/L时容易发生危及生命的中枢神经系统出血、胃肠道大出血和呼吸道出血。化疗中较少出现血小板减少引起的严重出血并发症。有出血倾向者，应给予输注血小板以及止血药物；没有出血倾向者，若血小板>20×10^9/L，应该卧床休息，避免磕碰，使用一些血小板生长因子等药物，观察病情。

159. 化疗中出现贫血应如何处理? 患者应注意哪些问题?

血液中红细胞为全身各种组织器官提供氧气，当红细胞太少而不能向组织提供足够的氧气时心脏工作就会更加努力，患者会感觉到心脏跳动或搏动很快。贫血会使患者感到气短、虚弱、眩晕、视物模糊和明显的乏力等。根据贫血程度的不同，医生会给予重组人促红细胞生成素、口服铁剂、维生素，甚至是输红细胞悬液以加快贫血的纠正。在药物治疗的同时也需要患者有足够的休息、减少活动、摄入足够的热量和蛋白质（热量可以维持体重，补充蛋白质可帮助修复治疗对机体的损伤）、缓慢坐起与起立。

160. 什么是乳腺癌内分泌治疗?

内分泌治疗是乳腺癌治疗的一种手段，乳腺癌的发生和发展与体内雌激素密切相关。乳腺癌的内分泌治疗是通过降低患者体内雌激素水平，或阻断雌激素对乳腺癌细胞的作用，从而阻止肿瘤的生长繁殖，达到治疗肿瘤作用。内分泌治疗对正常细胞的影响小，因此不良反应较小，一般身体状况差、老年性患者较适用。起效时间一般为2~8周，肿瘤缓解期长，治疗期间不需要镇吐、升白细胞治疗，治疗费用较低。疗效较好。

161. 乳腺癌内分泌治疗在乳腺癌术后辅助治疗中的地位如何?

目前,在乳腺癌术后辅助治疗中,化疗、放疗、内分泌治疗、靶向治疗已经成为乳腺癌术后辅助治疗中不可缺少的一部分,彼此各自发挥作用,不能够被替代或者省略。研究显示,雌激素受体(ER)阳性乳腺癌术后口服三苯氧胺(TAM)5年,可以使一半的患者免于复发,5年死亡率减少26%,同时TAM可使对侧乳腺癌发生危险降低一半。第三代芳香化酶抑制剂(AI)对绝经后乳腺癌患者具有相似的治疗效果,甚至优于TAM,对于TAM治疗无效的患者仍可能有效。

162. 哪些乳腺癌患者术后适合做内分泌治疗?

目前建议对ER(雌激素受体)和(或)PR(孕激素受体)阳性的乳腺癌患者,不论其年龄、月经状况、肿瘤大小和区域淋巴结是否转移,术后都应该接受辅助性内分泌治疗。每个患者依据不同绝经状态、年龄、疾病的严重程度,给予不同的药物治疗,治疗方法不是一成不变的。应遵照医生的建议使用。

163. 乳腺癌术后内分泌治疗包括哪些药物?

是否已经绝经,对内分泌药物的选择很重要,月经正常者和绝经后的患者均可以选择他莫昔芬(三苯氧胺)和托瑞米芬治疗;只有绝经后的患者才可以使用芳香化酶抑制剂(阿那曲唑、来曲唑和依西美坦)治疗。对于复发风险高的绝经前患者也可以考虑卵巢功能抑制药物(戈舍瑞林和亮丙瑞林)联合三苯氧胺治疗,也可以考虑卵巢切除后口服芳香化酶抑制剂治疗。

164. 乳腺癌术后芳香化酶抑制剂治疗有几种用法?

主要有三种用法,每种用法适合不同的人群,因此每个患者的治疗不同。

(1)起始方案:芳香化酶抑制剂(AI)单药治疗5年,适合绝经后的患者。

(2)后续强化方案:接受5年三苯氧胺(TAM)后,继续接受5年AI治疗,适合于TAM治疗5年后绝经的患者。

(3)转换方案:2~3年TAM后改为AI 2~3年,适合TAM治疗2~3年发生绝经的患者。

165. 乳腺癌内分泌治疗的不良反应有哪些?

不同的内分泌治疗药物的不良反应不同,但总的来说比较轻微。常见的不良反应包括面部潮红、体重增加、多汗、头痛、阴道干燥或阴道分泌物增多、骨关节疼痛等。少数有恶心、呕吐、瘙痒、多毛、体重增加、肝功能异常等。个别服用三苯氧胺的患者有发生子宫内膜癌的风险,但此类风险发生率非常低,大约3/1000。

166. 乳腺癌术后内分泌治疗应从什么时间开始?

内分泌治疗一般不与化疗或者放疗同时进行,联合应用不能明显提高疗效,还可能降低化、放疗的敏感性。因此,建议放、化疗结束后进行内分泌治疗,内分泌治疗可以与抗HER2的靶向治疗药物(如曲妥珠单抗)同时应用,治疗时间一般5年或者更长。

167. 乳腺癌患者为什么容易出现骨质疏松?

绝经是妇女骨质疏松的危险因素,因为雌激素能够促进骨中钙的沉积,绝经期后由于雌激素缺乏而易发生骨质疏松,骨质疏松又可导致骨强度下降,因而骨折风险增加。绝经后患乳腺癌的妇女更是骨质疏松的高危人群,因为对于乳腺癌的相关治疗都会增加骨质疏松的患病风险,如化疗、卵巢去势和使用芳香化酶抑制剂等。

168. 什么是骨密度?

骨密度是骨质量的一个重要标志,反映骨质疏松程度,预测骨折危险性的重要依据。骨密度每减少一个标准差值,预示今后发生骨质疏松性骨折的风险将增加约50%。

169. 检查血钙能否有助于判断是否存在骨质疏松?

钙离子的浓度对维持正常人体内环境非常重要,如果血液里的钙缺乏,骨骼里面的钙就会被释放出来,使血钙浓度上升,保持血钙浓度的恒定。所以除非极度缺钙,否则血钙浓度是不会明显下降的。判断是否存在骨质疏松最好的办法是做骨密度检查。

170. 怎样预防芳香化酶抑制剂造成的骨质疏松?

接受芳香化酶抑制剂治疗的患者要定期检测骨密度，了解骨质疏松的程度以便于调整治疗，同时还要建立良好的生活方式，如规律锻炼，戒烟、戒酒等；每日补充足够的元素钙和维生素 D；使用双膦酸盐对于保持骨量和防治骨质疏松均有很好的效果，并且唑来膦酸还可以减少 40 岁以上乳腺癌患者发生骨转移的风险。

171. 哪一类复发转移性乳腺癌患者内分泌治疗的疗效较好?

对内分泌敏感的患者通常具有以下特征：雌激素受体和（或）孕激素受体阳性；较长的无病生存期（≥ 2 年）；无或局限脏器转移；慢性病程和转移部位少、相关症状轻微；既往内分泌治疗有效等。

172. 什么是绝经？绝经与内分泌治疗有何关系?

绝经通常是指生理性的月经永久性终止，也可以是指乳腺癌治疗所致的卵巢合成雌激素的功能永久性丧失。化疗后暂时的闭经，不是绝经。

因为内分泌治疗药物的作用机制不同，有些只能用于绝经后患者（如各种类型的芳香化酶抑制剂），对绝经前乳腺癌患者无效。所以判断患者是否绝经就成了选择内分泌治疗药物的重要依据。

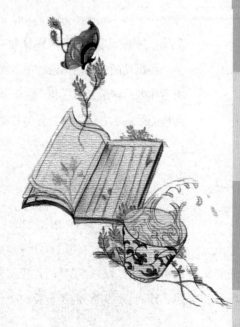

173. 乳腺癌患者化疗后停经数个月，是否算绝经?

化疗对患者的卵巢功能会产生一定的抑制作用，可以导致部分患者化疗后停经，但不能据此就判断患者已达到绝经，乳腺癌患者的年龄、治疗后闭经时间、雌二醇和 FSH 水平是最主要的判断月经状态的指标。患者化疗时的年龄越小，卵巢恢复功能的概率越大。临床上为患者选择内分泌药物的时候，需要慎重判断患者是否绝经，要多次检测雌二醇和 FSH 水平均达到绝经后水平，才可以为患者选择只适合绝经患者使用的内分泌药物。

174. 乳腺癌患者绝经的判断标准是什么？

乳腺癌患者的年龄、治疗后闭经时间、雌二醇和 FSH 水平是最主要的判断月经状态的指标。可参考以下标准：①双侧卵巢切除术后；②年龄 ≥ 60 岁；③年龄 <60 岁，在没有化疗或服用内分泌治疗药物及 LHRH 受体拮抗剂的基础上自然停经 ≥ 1 年，同时卵泡刺激素和雌二醇水平必须在绝经后水平；④年龄 <60 岁，而正在服用内分泌药的停经患者，必须反复测定卵泡刺激素和雌二醇水平必须在绝经后水平。

175. 什么是卵巢功能去势？有哪些方法可致卵巢功能去势？

使用某种方式使卵巢丧失功能称为卵巢功能去势。卵巢功能去势的方法有三种，分别为卵巢切除术、卵巢放疗和药物卵巢去势。因卵巢位置变化较大，造成卵巢放疗的疗效不确切并且不良反应较大，故卵巢放疗去势现在临床上已很少使用，现在常用的方法为双侧卵巢切除术和药物性卵巢功能去势。

176. 卵巢功能去势与真正绝经有哪些区别？

卵巢功能去势是指通过手术或药物使患者卵巢丧失分泌雌激素的功能，这样患者体内的雌激素水平和产生雌激素的方式与真正绝经的患者相仿，这样就可以选择绝经后患者适用的内分泌药物，但是药物性卵巢功能去势的患者如果停止治疗，患者的卵巢功能可能恢复。

177. 什么是靶向治疗？

所谓的分子靶向治疗是指药物进入体内会特异地选择分子水平上的致癌位点来相结合发生作用，使肿瘤细胞特异性死亡，而不会波及肿瘤周围的正常组织细胞。所以分子靶向治疗又被称为"生物导弹"，一般只对肿瘤有抑制作用，而对正常组织的不良反应较小，其特点是高效、低毒，是一种理想的肿瘤治疗手段。

178. 靶向治疗属于化疗吗?

靶向治疗本质上属于一种生物治疗,不属于化疗,二者之间存在本质的区别。传统意义的化疗药物主要指细胞毒药物,它们是一种具有杀伤性的化学物质,除了对肿瘤细胞具有杀伤作用外,对于许多同样分裂旺盛的正常组织细胞也有毒性,如白细胞、血小板、胃肠道黏膜、毛囊等。所以化疗往往会造成一些相关的不良反应,如白细胞减少、血小板减少、恶心呕吐、脱发等。靶向治疗药物理论上只针对肿瘤细胞,对正常组织没有作用或作用较小,所以往往不会出现化疗相关的不良反应。

179. 临床上应用的分子靶向治疗药物有哪几类?

根据药物的作用靶点和性质,可将主要分子靶向治疗的药物分为以下几类:①小分子表皮生长因子受体(EGFR)酪氨酸激酶抑制剂,如吉非替尼、埃罗替尼;②抗表皮生长因子受体的单克隆抗体,如西妥昔单抗;③抗原癌基因人类表皮生长因子受体 2 的单克隆抗体,如曲妥珠单抗;④抗血管内皮生长因子受体(VEGFR)抑制剂,如贝伐珠单抗;⑤哺乳动物雷帕霉素靶蛋白激酶抑制剂,如依维莫司;⑥抗 CD20 的单克隆抗体,如利妥昔单抗等。

180. HER-2 是什么? 如何检测和解读?

HER-2(C-erbB2)的中文名称是人表皮生长因子受体 -2,目前用于检测 HER-2 的主要方法有免疫组织化学法(IHC)和荧光免疫杂交法(FISH),二者各有优缺点。IHC 法用特异的抗体检测 HER-2 蛋白,而 FISH 法检测的是 HER-2 基因的扩增。IHC 检测简便、普及、价格便宜,但是结果受标本、试剂、技术的影响较大,有时容易出现假性的结果。FISH 法复杂、昂贵、很多医院无法开展,但是结果更准确、客观。一般情况下,所有乳腺癌的标本均进行 IHC 法检测 HER-2,结果分为(-)、(+)、(++)、(+++)等几种情况,- 和 + 通常定义为 HER-2 阴性,(+++)定义为 HER-2 阳性(过表达),而对于(++),

HER-2 可能为阴性，也可能为阳性，需要用 FISH 法进一步核实。而 FISH 法的结果可以量化，分为无扩增和扩增，无扩增患者定义为 HER-2 阴性，扩增患者定义为 HER-2 阳性。

181. HER-2 阳性有什么意义？

HER-2 阳性提示乳腺癌复发转移的风险增高或者对一些治疗的效果不好，这类患者手术后一般要给予辅助化疗，而化疗联合曲妥珠单抗等抗 HER-2 药物治疗则可以进一步提高疗效。

182. 为什么需要重复检测 HER-2？

HER-2 的检测结果受很多因素的影响，如标本固定、取材等。另外，由于各个医疗机构的检测水平存在一定差异，也可能导致结果不一致。再者，即使同一个患者，不同部位的肿瘤标本检测出的 HER-2 可能也有差异，尤其当肿瘤发生转移时，其 HER-2 结果可能会发生改变，得到和原发肿瘤不同的检测结果。因此，很多情况下重复检测 HER-2 是很必要的，可能给患者带来新的治疗机会和生存机会。

183. 哪些患者需要接受曲妥珠单抗的治疗？

HER-2 阳性的乳腺癌患者可能需要接受曲妥珠单抗治疗。HER-2 阳性包括 HER-2 过度表达或者扩增，即 IHC 法检测 HER-2（+++），或者 FISH 法检测 HER-2 基因扩增。乳腺癌中约有 25% 的患者为 HER-2 阳性，这些患者主要在两种情况下需要接受曲妥珠单抗治疗：其一就是在根治性手术以后，和化疗同时或者化疗结束后开始使用，属于术后辅助治疗，目的是为了预防肿瘤复发；其二就是在肿瘤复发转移之后使用，一般也是联合化疗或者内分泌治疗，目的是为了控制肿瘤发展，减少肿瘤对生命的威胁，延长患者的生存期。

184. 曲妥珠单抗的疗效如何？

曲妥珠单抗的疗效与 HER-2 的状态密切相关，HER-2 阳性患者的疗效明显优于阴性患者。因此目前不推荐 HER-2 阴性患者接受曲妥珠单抗治疗。对于 HER-2 阳性的乳腺癌患者，曲妥珠单抗的使用能够显著提高治疗效果。当然，曲妥珠单抗单药使用的有效率偏低（<20%），但是联合化疗或者内分泌治疗，有效率往往超过 50%。对于尚未复发或转移的早期患者，术后使用曲妥珠单抗 1 年，可以显著减少 50% 左右的复发风险。

185. 曲妥珠单抗的不良反应有哪些？

曲妥珠单抗不同于化疗，其不良反应较轻。大约 40% 的患者在第一次使用时会出现类似感冒的症状，如发热、寒战，一般程度较轻，多数可以自行缓解，尤其首次使用，需要密切观察。一旦出现药物过敏，不建议再次使用曲妥珠单抗。

曲妥珠单抗对心脏有一定的影响，发生率 2%~5%，多数仅仅表现在检测指标的异常，而患者本身没有症状。一般建议用药前，以及用药过程中每 3~4 个月，均需要进行心功能状况评估，轻度的心脏毒性往往停药后可以自行缓解，不需要特殊处理，多数不影响将来继续使用曲妥珠单抗。有症状的心脏毒性很少见，而一旦发生，不建议再次使用曲妥珠单抗。

186. 一旦使用曲妥珠单抗，是否就不能停止使用？

一般在两种情况下使用曲妥珠单抗，推荐的使用时间也各不相同。对于早期乳腺癌术后患者，使用曲妥珠单抗预防复发，目前推荐的治疗时间是1年。对于已经转移的患者使用曲妥珠单抗，原则上没有治疗时间的限制，只要疾病被控制住，而曲妥珠单抗也没有明显不良反应，就可以连续长期使用。即使在曲妥珠单抗治疗期间出现肿瘤情况进展，目前认为还可以继续使用曲妥珠单抗，只要更改联合的化疗或内分泌治疗方案即可。

187. 是否还有其他抗 HER-2 的靶向治疗药物？

抗 HER-2 的药物主要包括两类，一类是抗体类药物，主要包括曲妥珠单抗；另一类是小分子化合物，其代表药物是拉帕替尼（lapatinib）。此外，还有其他多种抗 HER-2 的靶向治疗药物，已经显示出较好的治疗效果，可能在不久的将来能够投入市场使用。其中主要包括抗体类药物 T-DM1，小分子化合物 neratinib（HKI-272）、afatinib（BIBW2992）等。

188. 拉帕替尼的不良反应有哪些?

拉帕替尼为口服药物，其不良反应较轻，主要表现为皮疹、腹泻和轻度的肝功能受损。极个别的患者会出现心脏的毒性，但发生率和严重程度均比曲妥珠单抗（赫赛汀）的心脏毒性低，而且停用拉帕替尼后心脏功能往往能够自行恢复到正常。

189. 还有哪些靶向治疗药物可以用于治疗乳腺癌?

除了抗 HER-2 的靶向药物外，还有很多其他作用靶点的药物可以用于治疗乳腺癌。其中主要包括贝伐珠单抗（商品名：阿瓦斯丁 / 安维汀）、依维莫司等，其中多数处于临床研究阶段，还没有广泛应用，目前只有贝伐珠单抗和依维莫司已经被部分国家批准用于治疗乳腺癌。

190. 贝伐珠单抗的疗效如何?

贝伐珠单抗治疗乳腺癌表现出一定的疗效。其中单药治疗乳腺癌的疗效有限，有效率 5%~10%，但是联合化疗或者其他靶向治疗，可能会进一步提高疗效。目前较常见的联合药物包括紫杉醇、长春瑞滨等化疗药物和曲妥珠单抗等靶向药物。

191. 贝伐珠单抗有哪些不良反应?

贝伐珠单抗的不良反应主要为高血压、蛋白尿、出血性疾病和血栓形成等，需要在使用过程中密切关注，尤其对于有相关病史的患者更需要慎重使用。

192. 是否所有乳腺癌均可以使用靶向治疗?

靶向治疗的作用机制是瞄准靶标以后实施打击，只有存在相应的靶标的乳腺癌，才会对相应的靶向治疗有效。正是由于靶向治疗更强的靶向选择性，使得靶向治疗更需要个体化使用，只有选择好合适的患者，采用合适的靶向治疗药物，才可能达到靶向治疗高效、低毒的治疗效果。因此，靶向药物并非对所有乳腺癌均有效，千万不要盲目使用靶向药物，否则会延误治疗时间，也浪费治疗费用。

193. 免疫治疗对乳腺癌有效吗？什么样的人适合做免疫治疗？

免疫治疗包括免疫细胞的治疗和药物的治疗，免疫细胞的治疗是指将患者的细胞从血里分离出来，在体外用一些细胞因子，使它变成一种杀伤细胞，再回输到血液中去，这种杀伤细胞可以识别肿瘤细胞进行杀伤。还有一种给患者直接用一些免疫制剂，像干扰素、白介素-2等，都称免疫治疗。免疫治疗指的是刺激人体自身免疫系统来抵抗癌症的治疗方法。免疫系统是人体抵抗疾病的自身防卫系统。免疫疗法也称生物反应修正剂或生物疗法。

免疫治疗在乳腺癌的治疗目前尚处于探索阶段，国内外的研究尚无明确证据证实免疫治疗可以提高乳腺癌患者术后生存率。但随着细胞生物学、分子生物学及生物工程技术的迅速发展，癌症的免疫治疗终将取得突破。

194. 什么是生物治疗？在乳腺癌患者的术后辅助治疗中效果怎样？

生物治疗是一个广泛的概念，涉及一切应用生物大分子进行治疗的方法，种类十分繁多。如果从操作模式上来分非细胞治疗和细胞治疗。生物治疗的前沿技术有生物细胞免疫治疗、基因治疗、癌症干细胞靶向治疗等。乳腺癌患者术后，

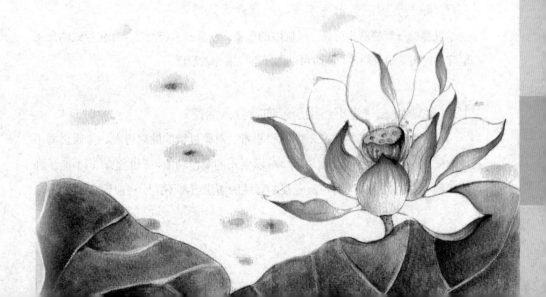

首先要听取医生的建议，是否补充放疗或化疗，对于那些不需要补充放疗或化疗的患者，终生密切随诊仍是重点。术后辅助生物治疗是否有利于患者，目前尚无定论，患者在选择此类治疗措施时，最好慎重听取专科医生意见。

195. 如何提高乳腺癌患者的免疫力？

免疫力是人体自身的防御机制，是人体识别和消灭外来侵入的任何异物（病毒、细菌等）；处理衰老、损伤、死亡、变性的自身细胞以及识别和处理体内突变细胞和病毒感染细胞的能力。乳腺癌患者提高免疫力要注意以下几点：①保持良好的生活和作息习惯；②饮食均衡营养；③培养多种兴趣，科学锻炼，心理健康乐观；④在医生的指导下，有些患者可进行医学免疫调节或治疗，如注射胸腺肽等免疫制剂。

（四）介入治疗

196. 什么是肿瘤的介入治疗？

介入治疗是指在医学影像设备（血管造影机、透视机、CT、MRI、B超）的引导下，通过微小的切口或穿刺点将特制的导管、导丝等精密器械引入肿瘤部位，对肿瘤或相关疾病进行治疗的一门新兴学科。

197. 哪些乳腺癌患者适用于经血管介入治疗？

乳腺癌肝转移瘤相对孤立或局限的患者，在全身系统治疗（如化疗或内分泌治疗）后病变相对稳定，此时可以选择行局部介入治疗。

198. 哪些肿瘤患者不适用于经血管介入治疗？

心、肝、肾功能严重衰竭的肿瘤患者、对碘过敏的肿瘤患者、体质衰弱不能耐受化疗不良反应的肿瘤患者、难以纠正的凝血功能障碍的患者、不能平卧或躁动不安的患者、全身广泛受侵的恶性肿瘤患者都不适于经血管介入治疗。

199. 肿瘤经血管介入治疗有哪些并发症?

尽管介入治疗属于微创治疗范畴,但在肿瘤经血管介入治疗过程中或治疗后仍可能发生造影剂注入血管外、血管内膜剥离、异位栓塞、血管破裂、动脉血管痉挛、穿刺部位血肿或皮下淤血、假性动脉瘤、动静脉瘘等并发症。

200. 什么是肿瘤栓塞后综合征?

是指肿瘤栓塞后出现的恶心、呕吐、疼痛与发热。这是机体对栓塞后的反应,常在栓塞后 12~96 小时消失,通常不需要特殊处理,症状重者通过对症治疗,如镇吐、镇痛、物理降温等治疗可缓解。

201. 肿瘤经动脉栓塞术后为什么会出现发热?

大多是化疗药或栓塞剂注入肿瘤组织使瘤组织坏死,机体吸收坏死组织所致。一般在术后 1~3 天内出现,体温通常在 38℃左右,经过对症处理后在 7~14 天可消退。

202. 肿瘤经动脉栓塞术后出现发热怎么办?

如果发热不明显或轻度发热通常不需要治疗。当体温超过 38.5℃时,应嘱患者卧床休息,保持室内空气流通,并给予清淡、易消化的高热量、高蛋白、含丰富维生素的流食或半流质饮食。鼓励患者多饮水,选择不同的物理降温法,如冰敷、温水或酒精擦浴,若无效则按医嘱使用解热镇痛药。患者高热时应保持口腔清洁,注意保暖,出汗后及时更换衣服,不要盖过厚的被子,以免影响机体散热。

203. 肿瘤动脉栓塞治疗后为什么会出现疼痛?

动脉栓塞治疗后有时会出现疼痛,是动脉栓塞或化疗药物使肿瘤组织缺血、水肿、坏死导致不同程度的手术后暂时性疼痛,是介入治疗后的常见反应。疼痛轻者可通过放松心情及深呼吸,分散对疼痛的注意力来缓解,采取舒适体位也可能有所帮助;疼痛严重者,应遵医嘱给予镇痛药物治疗。

综合治疗篇

（五）癌痛的治疗

204. 如何向医生描述患者的疼痛？

首先应该向医生准确描述疼痛的部位：哪里感到疼痛？哪里疼痛最明显？是否伴随其他部位的疼痛？疼痛部位是否游移不定？其次要告诉医生疼痛发作的特点：是持续痛，还是间歇痛？什么因素使疼痛加剧或缓解？一天中什么时间感到最痛？如果是间歇痛多长时间发作一次？最后要向医生描述患者感受的疼痛程度：是轻度、中度、重度，还是严重痛？

特别要注意的是，对疼痛程度的诊断应该是依据患者所表述的感觉，而不是医生认为"应该是怎样的程度"。所以正确向医生描述患者的疼痛可以帮助医生对患者进行有效地治疗。

205. 长期用阿片类镇痛药会成瘾吗？

对阿片类药物成瘾的恐惧是影响患者治疗疼痛的主要障碍。镇痛药躯体依赖性不等于成瘾性，而精神依赖性才是人们常说的成瘾性。躯体依赖性常发生于癌痛治疗过程中，表现为长期用阿片类药物后对药物产生一定的躯体依赖性，突然中断用药会出现流涕、流泪、打哈欠、出汗、腹泻、失眠及焦虑烦躁等不舒服的症状（戒断症状）。癌痛患者因疼痛治疗的需要对阿片类药物产生耐受性（需要适时增加剂量才能达到原来的疗效）及躯体依赖性是正常的，并非意味已"成瘾"，不影响患者继续安全使用阿片类镇痛药。严格在医生的指导下用药，可以保证理想的镇痛治疗。

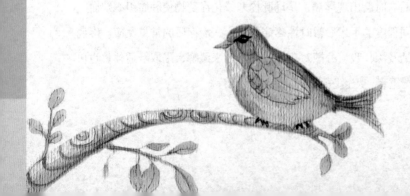

206. 癌痛患者在接受其他抗肿瘤治疗的同时可以使用镇痛药吗？

许多癌症患者在进行化疗、放疗、手术治疗或其他抗肿瘤治疗的过程中出现疼痛，此时无需忍受疼痛。镇痛药对其他抗肿瘤药没有不良影响，良好的镇痛可以有助于患者顺利完成其他抗肿瘤治疗。

207. 一旦使用阿片类药就不能停止？需要终身用药吗？

一些服用了阿片类镇痛药的癌痛患者接受化疗、放疗、手术治疗或其他抗肿瘤治疗后，肿瘤得到了控制，疼痛明显减轻，这时候可以随时安全停用阿片类镇痛药。吗啡日用药剂量在 30~60mg 时，突然停药一般不会发生不良反应。长期大剂量用药者，突然停药可能出现戒断综合征。所以长期大剂量用药的患者应在医生指导下逐渐减量停药。

208. 口服阿片类控释片控制疼痛趋于稳定，但有时会出现突发性疼痛怎么办？

突发性疼痛也称暴发痛，是指在持续、恰当控制慢性疼痛已经相对稳定基础上突发的剧痛。突发性癌痛常常被患者报告为无规律性、散在发生、急性发作、持续时间短、瞬间疼痛加剧、强度为中到重度，可以超出患者已控制的慢性癌痛水平。暴发痛可以干扰患者的情绪、日常生活（睡眠、社会活动、生活享受等），对疼痛的总体治疗产生了负面影响。所以，及时治疗暴发性癌痛非常必要。

209. 治疗癌痛除口服镇痛药外，还有哪些方法？

癌痛的原因多样，性质复杂，所以癌痛的综合治疗也显得很重要。目前，癌痛治疗中应用的方法很多，除口服镇痛药治疗外，还有放射治疗、化学治疗、放射性核素治疗、神经阻滞、脊髓刺激、射频消融、中医中药辅助治疗及心理治疗等方法。

（六）中医治疗的作用

210. 中医在肿瘤治疗中有哪些优势？

手术、放疗、化疗在中医看来皆是祛邪的手段，这些治疗方法在最大程度地减少肿瘤负荷，杀灭癌细胞的同时，不可避免地会损伤正气，使患者免疫功能受损、抵抗力下降。中医认为恶性肿瘤属于正虚邪实的疾病，治疗过程中强调整体观念、辨证论治，一方面要"扶正"，另一方面要"祛邪"，重在扶正固本，兼以祛邪。虽然中医药直接抗癌作用不及放、化疗，但能够减轻放、化疗引起的恶心、呕吐、食欲减退、乏力、白细胞减少、免疫功能下降等不良反应，改善患者症状、提高生存质量。现代中药药理研究发现许多中药正是通过调节肿瘤患者的机体免疫功能达到抑制肿瘤的目的，特别是补益类及活血类中药。在恶性肿瘤治疗中，中西医各有优势，不能互相替代。

211. 中药有抗癌药物吗？

中医治疗肿瘤的常用药物种类繁多，包括扶正固本、清热凉血、理气解郁、化痰散结、活血化瘀和以毒攻毒等。按照中医传统理论和中药学知识来分析，并没有所谓的专门"抗癌"中药。随着现代中药药理学研究不断深入，逐渐发现一些中药（或者中药单体成分）对癌细胞具有一定的杀伤和抑制作用，也就相应的出现了抗癌中药的说法。这类具有抗癌作用的药物，往往被多数人直观的理解为具有杀伤癌细胞作用的中药，甚至被拿来与化疗药物类比，这种观点并不准确。大家平时所说的抗癌中药，主要是狭义上的抗癌中药，专指以毒攻毒类药物。其实，具有抗癌作用的中药既包括以毒攻毒类药物，也包括扶正固本类药物和各种清热解毒、化痰散结、活血化瘀类药物，这些都属于广义上的抗癌中药。应该指出，任何抗癌中药都不能代替放化疗等西医治疗手段，患者万不可认为抗癌中药是可以取代放化疗甚至手术的万能手段。

212. 中医药配合放化疗能同时进行吗？

多年来，大量的临床实践告诉我们，中医药与放化疗之间一般不会发生冲突，截至目前没有患者因为接受中医药治疗而降低放、化疗效果的确切依据。中医治疗是肿瘤综合治疗方法之一，适用于肿瘤患者治疗的各阶段。在不同阶段，中医药扮演不同的角色、发挥不同的作用。放化疗期间，西医治疗方法是抗肿瘤治疗的主力军，其治疗本身具有较强的"杀伤力"，不仅能够杀死、抑制肿瘤细胞，对人体正常的细胞也会带来不同程度的损伤，表现为骨髓功能、消化系统、神经系统等方面的不良反应。此时中医治疗处于辅助地位，侧重于为放、化疗"保驾护航"。通过益气扶正、填精养血、调理脾胃等治疗方法，改善或减轻患者乏力、失眠、恶心呕吐、食欲减退、便秘、手足麻木、骨髓抑制等不良反应和症状，目的在于使患者的放化疗得以较顺利的进行，所以并不以抗肿瘤为主要治疗方向，也不建议过多使用以毒攻毒的抗癌中药。另外，如果患者正在参加新药临床试验，在没有征得主管医生同意的情况下，则不要擅自服用与治疗无关的其他药物（包括中药）。

（七）膳食营养

213. 营养和食物是一回事吗？

营养是机体摄取、消化、吸收、代谢和利用食物或营养素以维持生命活动的整个过程。而食物是维持人体生命和机体活动的最基本物质条件之一。营养是过程，食物是物质。人通过食物摄入满足机体营养的需求，完成生命新陈代谢和运动。

214. 何谓膳食？

所谓膳食是指日常食用的饭菜。根据不同疾病的病理和生理需要，可以将各类食物改变烹调方法或改变食物质地而配制膳食，其营养素含量一般不变。医学上膳食的种类包括常规膳食、特殊治疗膳食、诊断用的试验膳食和代谢膳食。

215. 何谓平衡膳食?

饮食平衡是维持人体健康的最基本物质条件之一。包括:①充足的热能:用以维持正常的生理功能及活动;②足够的蛋白质:用以维持生长发育、组织修补更新及维持正常的生理功能;③适量的脂肪:以提供不饱和脂肪酸特别是必需脂肪酸,同时可促进脂溶性维生素吸收;④充足的无机盐、维生素:以满足生长发育和调节生理功能的需要;⑤适量的膳食纤维:以助于肠道蠕动和正常排泄,减少肠内有害物质的存留;⑥充足的水分:以维持体内各种生理过程的正常进行。

216. 如何配制普食?

普食与常人平时所用膳食基本相同,每日三餐。主要适用于饮食不受限制,体温正常或接近正常,消化功能无障碍及恢复期患者。膳食原则上应注意热量和营养素含量必须达到每日膳食供给量的标准。能量每日在 2200~2600kcal,蛋白质供给为优质蛋白为 40% 以上,普食食物品种应多样化。食物分配比例也应合理,通常早餐为 25%~30%,中餐为 40% 左右,晚餐为 30%~35%。

217. 营养支持有什么作用?

营养支持是综合治疗不可缺少的重要组成部分。根据疾病的病理生理特点,给患者制定各种营养支持方式,以达到辅助治疗和辅助诊断的目的。同时增强机体抵抗力,促进组织恢复,改善代谢功能,纠正营养缺乏。分为饮食营养和肠内、肠外营养。

218. 肿瘤患者需要忌口吗?

所谓忌口是指由于治疗的需要,要求患者不吃某些食物。忌口的说法与缺乏有效的治疗方法有关,肿瘤至今还缺乏完全有效治疗方法,因此,在肿瘤治疗上,仍有多数人重视忌口。应根据不同患者和病情而定,并非所有肿瘤患者都要忌口,而是应少食、淡食,而不是伤食,即不要过量使用。

219. 放疗和化疗患者营养原则是什么？

接受放疗或化疗的患者加强营养支持是十分必要的。因放、化疗作用于肿瘤细胞发挥细胞毒性作用的同时也损伤正常组织和细胞，故会出现不良反应，影响食欲和消化功能，会出现营养不良。因而接受放、化疗的患者应加强营养，在调整营养素平衡同时可给予补充抗氧化营养素，减少不良反应。可不给硒和 β－胡萝卜素。

220. 乳腺癌患者可以吃豆制品和豆浆吗？

豆制品中含有大豆异黄酮，大豆异黄酮有雌激素样作用对女性乳房有丰乳作用，但也有抗肿瘤作用。因此，可以服用豆制品。

221. 补品有抗肿瘤作用吗？

肿瘤患者及家属都希望通过补品增加抗肿瘤作用，以下一些补品与抗肿瘤作用有关：

（1）冬虫夏草的主要成分是蛋白质，含有丰富的游离氨基酸、多糖、微量元素、维生素 B_{12}、冬虫夏草素等。虫草具有良好的免疫调节功能，对骨髓造血功能及血小板的生成有促进作用，对减轻放化疗的不良反应是有好处的。

（2）香菇中提取的香菇多糖可提高免疫功能，促进白细胞介素－2 和肿瘤坏死因子的生成，提高体内超氧化物歧化酶活性，这些作用对保肝降脂、延缓衰老有益。香菇中含有"β－葡萄糖苷酶"，可促进机体的抗癌作用，因此有人把香菇说成防癌食品。

（3）灵芝中含有丰富的有机锗，对预防肿瘤有用，也是良好的免疫增强剂。放化疗的肿瘤患者服用灵芝，可以增强骨髓细胞蛋白质及核酸的合成，保护骨髓功能，减少化疗药物及射线对骨髓的损害，从而提高细胞免疫功能及外周血中白细胞的数量。

（4）人参中含有人参皂苷、人参多糖及多种氨基酸、多肽等，可明显提高细胞免疫功能，调节机体免疫失衡状态。肿瘤患者食用人参有三大益处：一是人参皂苷、人参多糖、人参烯醇类及人参挥发油的抑瘤作用；二是人参三醇及人参二醇对 X 线照射引起的损伤及骨髓抑制有一定的缓解作用；三是人参对增强体质及中晚期肿瘤患者的扶正支持作用，对维护和提高其生活质量是有益的。

（5）枸杞子提取物可促进细胞免疫功能，增强淋巴细胞增殖及肿瘤坏死因子的生成，对白细胞介素-2也有双向调节作用。

（6）银耳具有提高机体免疫功能的效果，肿瘤患者外周血T淋巴细胞减少，活性降低，多吃银耳会提高免疫细胞的功能。

（7）海参提取物刺参酸性黏多糖注射入小鼠腹腔，对小鼠接种的肉瘤、黑色素瘤、乳腺癌等瘤株有抑制作用。对放射性损伤的小鼠骨髓有保护作用，促进造血功能，表现为骨髓有核细胞增多，脾脏重量上升。

（8）鳖甲可以提高细胞免疫功能，抑制肿瘤。

（9）大枣含有丰富的环磷酸腺苷，以及丰富维生素，可促进造血，并提高机体免疫力。

然而，所谓补品并不能代替抗肿瘤治疗，使用不当可能适得其反，患者在使用之前要征询主管医生的意见。

222. 哪些蔬菜、水果具有抗癌防癌作用？

（1）大蒜素可抑制致癌物质亚硝胺在胃内的合成，还发现大蒜含有丰富的硒和锗，是预防肿瘤的重要成分。

（2）西红柿中含有番茄红素是一种抗氧化剂，可抑制某些可致癌物的氧化自由基，防止癌的发生。西红柿还含有谷胱甘肽，具有推迟细胞衰老、降低恶性肿瘤发病率的作用。

（3）木瓜蛋白酶有多种功能，将其注射到肿瘤组织中，有一定抑瘤作用。木瓜中所含的木瓜素可以调理脾胃，促进消化，对脾湿碍胃引起的消化不良及放化疗引起的消化道症状有一定治疗作用。

（4）包心菜含有较多的维生素E，可以提高免疫功能，增强抗病能力。此外，其还含有多种分解亚硝胺的酶，可抑制致癌物亚硝胺的致突变作用。包心菜中含有微量元素钼，在清除致癌物的作用中，钼元素是重要因素之一。包心菜属于十字花科植物，可以诱导芳烃羟化酶的活性，从而分解致癌物多环芳烃，可以降低胃癌、大肠癌的发生。此外，其还含有多种氨基酸以及胡萝卜素、维生素

C，对提高细胞免疫功能有作用，对肿瘤患者、年老体弱者及多数慢性病患者都很有好处，是欧美餐桌上"主菜"之一。

（5）山楂中提取的黄酮类化合物具有较强抗肿瘤作用，多酚类化合物有阻断致癌物黄曲霉毒素的致癌作用，从而防止实验性肝癌的形成。山楂有一定的补益作用，还可增强 T 淋巴细胞的免疫功能，延长荷瘤小鼠的生存时间。

（6）甘蓝中含有吲哚、萝卜硫素、异硫氰酸盐等。萝卜硫素抗癌效力最强，异硫氰酸盐是一种具有阻断和抑制两种作用的物质。而且它们还可诱导解毒酶，并可抑制细胞向癌变发展。吲哚及其衍生物对癌形成有抑制作用。

（7）红薯含有丰富的 β-胡萝卜素，是一种有效的抗氧化剂，有助于清除体内的自由基，具有抗癌效应。另外，红薯是高纤维素蔬菜，对防治大肠癌有显著功效。红薯还是理想的减肥食品，所含热量非常低，只是一般米饭的 1/3，因含有丰富的纤维素和果胶可以阻止糖转化为脂肪的特殊功能。

（8）南瓜中含有一种可分解致癌物亚硝胺的发酵素，可以消除亚硝胺致癌作用，减少消化系统癌症发生。

（9）无花果中活性成分能抑制癌细胞的蛋白质合成，使癌细胞失去营养而死亡。具有抗癌、防癌、增强人体免疫功能的作用。

（10）酸梅增强白细胞的吞噬能力，提高机体免疫功能，有一定的抗肿瘤作用。

（11）苹果有很强的抗氧化能力，防止自由基对细胞的损伤，具有防癌作用。

（12）茄子是癌症的"克星"，有防止癌细胞形成作用。茄子中提取龙葵素可治疗胃癌、唇癌、子宫颈癌等。

（13）芦笋含有特别丰富的组织蛋白，可以防止癌细胞扩散和抑制癌细胞生长。

（14）芹菜含有丰富的抗氧化剂，且颜色越深，抗癌效果越强。芹菜还有降血压作用。芹菜含有大量纤维素，可预防大肠癌。

（15）菠菜含有 β-胡萝卜素和叶绿素，具有抗氧化作用，可预防癌症发生。

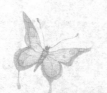

223. 肿瘤患者营养不良常见症状有哪些？如何解决？

最常见症状是厌食。还有味觉迟钝、口干、吞咽困难、腹胀、便秘、腹泻、食管炎和肿瘤恶病质状态。

厌食可通过心理调整和改进食物加工方法来减轻症状。

味觉迟钝可少量多餐，多食水果蔬菜，增加食物色泽和香味。

吞咽困难者，如症状不严重，可进软食，但不要进流食，以免造成食物吸入呼吸道。症状严重者，可采用管饲或肠外营养。

出现腹胀，可少食多餐，餐后多活动，避免食产气食物。

便秘是由于食入膳食纤维少，活动减少和使用麻醉药品有关。应多食纤维类水果蔬菜。

腹泻是化疗、腹部放疗或肠道手术所致。应调整饮食，食含纤维素多食物，少食刺激性食物。

恶病质是肿瘤晚期表现，应改善患者营养方式，提高生命质量。

224. 乳腺癌患者可以服用蜂王浆吗？

蜂王浆有提高机体免疫力作用，但也有类雌激素作用。因而乳腺癌患者应适量服用，并不是绝对禁忌。

225. 常用的滋补食物有哪些？

食疗所用的食物以平性居多，温热性次之，寒凉性食物最少。常用的平性食物有赤小豆、黑豆、木耳、百合、莲子、菜花、土豆、鲤鱼、山药、桃、四季豆

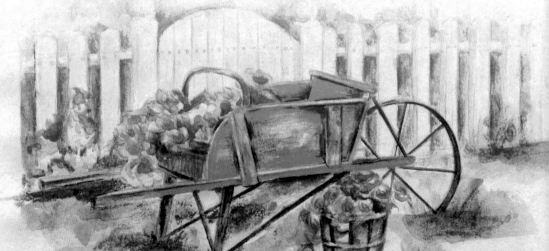

等；温热类食物有牛肉、羊肉、鸡肉、虾肉、蛇肉、黄豆、蚕豆、葱、姜、蒜、韭菜、香菜、胡椒、红糖、羊乳等；凉性食物有猪肉、鳖肉、鸭肉、鹅肉、菠菜、白菜、芹菜、竹笋、黄瓜、苦瓜、冬瓜、茄子、西瓜、梨、柿子、绿豆、蜂蜜、小米等。药粥是食疗的重要方法之一，简便易行，效果卓著。常选用粳米或糯米为原料，二者具有健脾益气、滋补后天的作用，常常与山药、龙眼、大枣、莲子、薏米等可食用的中药同煮成粥，不仅增加补养脾胃的功效，而且能够增添药粥的色、形、味。气虚者，可以选用党参、黄芪、茯苓、薏米、大枣、莲子等药物；阴虚者，可以选择太子参、石斛、枸杞、百合、粳米、荸荠等药物；胃热者可以选用竹叶、生地、粳米、麦冬、白茅根等药物。

226. 肿瘤患者，放化疗后练习气功是否有益？

气功是具有广泛群众基础的养生保健锻炼方法，也是传统中医药学的重要组成部分。功法强调练习时要充分放松身体和情绪，注重呼吸、意识的调整，与身体活动保持协调，有利于调节生理功能、减轻心理压力，这一点理论上对于配合肿瘤患者的治疗康复来说是有益的。需要特别注意的是，要在各类气功中正确选择动作幅度较小、难度不大的，切忌练习体力要求较高、动作繁复的，以免加重身体负担。选择哪一种气功，练习多长时间，一定要根据自己的疾病状况以及对身体起到的作用来确定。

227. 冬虫夏草、海参等营养品对肿瘤患者有益吗？

冬虫夏草作为一种传统的名贵滋补中药材，既不是虫也不是草，是麦角菌科真菌冬虫夏草寄生在蝙蝠蛾科昆虫幼虫上的子座及幼虫尸体的复合体。虫草体外提取物具有明确的抑制、杀伤肿瘤细胞的作用。中医认为冬虫夏草性味甘、温，归肺、肾经，功能补虚损、益精气，又能平喘止血化痰。冬虫夏草药用价值很高，具有阴阳双补的特点，尤其擅长补益肺、肾两脏，药性较平和，除了感冒、有实热等情况外，普通人群多数都可服用，且各种全年均可服用，以冬季最佳。传统服用方法是煎煮内服，可以入丸、散，或研末食用，也可以泡酒、煲汤、煮粥服用。需要强调的是，无论哪种方法均应连渣服用，最大程度保证有效吸收。海参是常用的食疗补品，主要作用是益精养血、补虚损，常常被当做术后、产后、久病等身体虚弱者的营养品使用，其营养价值较高，也具有一定的药用价值，肿瘤患者可以服用，但不建议大量、长期服用。肿瘤患者在正常饮食能够得到保证的情况下，间断服用海参即可。需要注意的是，急性肠炎、感冒、平时大便溏泄者不宜食用海参，避免加重病情或者使疾病迁延不愈。

（八）放射性核素治疗

228. 放射性核素能治疗肿瘤吗？

放射性核素治疗是将带有射线的放射性药物给肿瘤患者口服或静脉注射等方法进入人体内后，放射性药物能随血液到达肿瘤部位，对肿瘤细胞放出射线，其射线像"导弹"一样，能瞄准肿瘤细胞射击，最后抑制或摧毁肿瘤细胞，从而达到治疗肿瘤的目的。故放射性核素治疗属于内照射治疗，而我们通常所说的放疗属于外照射治疗。

229. 应用放射性核素治疗安全吗？

放射性核素所发射出来的射线对肿瘤细胞具有杀伤力，能有效地破坏病变组织，达到治疗目的。放射性核素治疗的靶向性很好，主要集中在病变部位照射，在组织中仅能穿行几个毫米，对周围的正常组织影响小，只要是采用规范化治疗方案与剂量，核素治疗是安全、可靠的。

230. 放射性核素治疗骨转移的效果如何？

放射性核素治疗骨转移是利用放射性核素所发出的射线，对骨转移灶进行照射，达到治疗的目的，是一种内照射治疗，可以缓解疼痛、减轻症状、提高患者的生存质量，小部分患者能达到骨病灶好转或消失，甚至延长生命。总的来说，前列腺癌及乳腺癌骨转移的放射性核素治疗疗效比其他肿瘤骨转移效果好，镇痛效果可达 80% 以上。但是，具体到某个乳腺癌患者是否需要放射性核素治疗骨转移仍需要内科医生和核医学科医生根据患者病情及骨髓功能情况共同商议决定。

231. 临床上常用什么放射性药物治疗骨转移？

放射性核素治疗骨转移所用的放射性药物目前在我国主要有两种，一种是长效的放射性治疗药物二氯化锶（$^{89}SrCl_2$），用于骨转移早期、骨髓储备能力正常的患者。一般一次注射二氯化锶 4mCi，起效时间 14~28 天，治疗效果持续时间 12~26 周，骨痛复发的病例可以重复进行治疗，两次给药间隔时间一般是 3 个月，镇痛率 74%~91%。另一种是短效的放射性治疗药物 ^{153}钐-乙二胺四甲撑磷酸（^{153}Sm-EDTMP），用于骨转移进展期、骨痛严重、骨髓储备不足的患者。一般一次注射 ^{153}Sm-EDTMP 1mCi/kg，起效时间 2~7 天，治疗效果持续时间 4~8 周，骨痛复发的病例可以重复进行治疗，两次给药间隔时间一般是 1 个月，镇痛率 65%~92%。

232. 哪些患者不宜接受放射性核素治疗？

不宜做骨核素治疗的情况：①妊娠及哺乳期的妇女；②化验检查示白细胞低于 $3.0×10^9$/L；③血小板低于 $90×10^9$/L；④严重的肝、肾功能不良；⑤骨显像示病灶无放射性浓聚。

233. 放射性核素治疗骨转移有哪些常见的不良反应？

放射性核素治疗骨转移最常见的不良反应是骨髓抑制，表现为白细胞、血小板或血红蛋白降低。治疗后骨髓抑制发生率为 20%~50%，但可以恢复，一般在 12 周内即可恢复到治疗前水平。

5%~10% 的人出现反跳痛，即给予骨核素治疗后患者出现短暂的疼痛加重，一般发生在给药后 5~10 天，持续 2~4 天，对症镇痛治疗能好转。

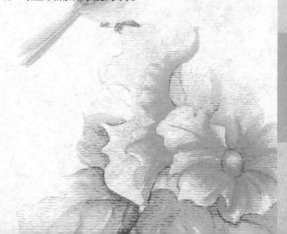

234. 接受 ^{131}I 治疗后的患者有什么注意事项?

接受 ^{131}I 治疗后的患者需要注意的事项:①治疗所用 ^{131}I 的剂量较大,因此,患者在服药后头 3~5 天内应住隔离病房,3~5 天后可以出院,但不应到公共场所活动,尽量避免接触孕妇和儿童;②在 ^{131}I 治疗后 3~6 个月进行复查,医生可以根据具体情况决定是否需要重复治疗,或选择其他治疗手段;③符合国家生育条件的年轻患者最好在 ^{131}I 治疗结束后一年才考虑妊娠。

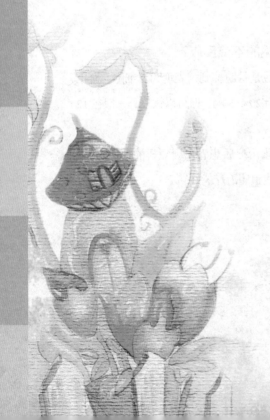

复查与预后篇

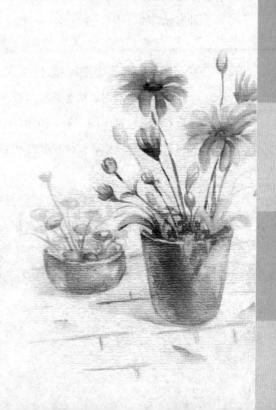

235. 乳腺癌术后多长时间复查一次?

一般来说,乳腺癌术后患者在完成术后辅助放化疗后的头 2 年,每 3~6 个月应来诊复查 1 次;术后 2 年以上的患者,至少每半年应来诊复查;术后 5 年以上的患者,复发风险相对较低,每 1 年来诊复查即可。

236. 每次复查项目包括什么?

常规的复查项目有查体、X 线胸片、B 超以及血液学常规、生化、肿瘤标志物等。围绝经期患者,还应检测血激素水平(E2、FSH、LH)。

237. 什么是肿瘤标志物?

肿瘤标志物是指在恶性肿瘤发生和增殖过程中,由于肿瘤细胞的基因不同表达(高或低表达)而合成、分泌并脱落到体液或组织中的物质,或是由机体对肿瘤反应异常产生并进入到体液或组织中的物质。这些物质有的不存在于正常人体内,只存在于胚胎中,有的在正常人体内含量很低,当机体内发生肿瘤时其含量逐渐增加超过正常人的水平。总之,能够反映肿瘤存在和生长的这一类物质被称为肿瘤标志物。

238. 怀疑某种肿瘤时,为什么医生常要求查几种肿瘤标志物?

怀疑某种肿瘤时,医生常要求查几种肿瘤标志物。原因是每种肿瘤标志物的灵敏度和特异性都不同。单一指标只能反映某种肿瘤的一个侧面,联合检测多种肿瘤标志物,可以提高该种肿瘤的阳性检出率,帮助临床医生对疾病的诊断。

239. 目前去医院抽血化验能查几种肿瘤标志物?

到目前为止人类发现的与肿瘤相关的标志物有大约有百种,但是能够常规应用到临床实验室检测的项目只有几十种,与乳腺癌相关的肿瘤标志物就更少了,临床常规检测与乳腺癌相关的肿瘤标志物见下表。

编号	肿瘤标志物名称	英文对照	参考范围
1	糖类抗原 125	CA125	0~35U/ml
2	糖类抗原 153	CA15-3	0~25U/ml
3	癌胚抗原	CEA	0~5ng/ml

240. CA15-3 是什么?

CA15-3 是一种糖蛋白类抗原,是肿瘤标志物大家族中的一员;主要与乳腺癌相关,其他肿瘤,如结直肠癌、肝癌、胃癌等也可能会有不同程度的升高。

CA15-3 是目前乳腺癌最有价值的肿瘤标志物,在临床应用广泛,主要用于乳腺癌的辅助诊断、疗效监测以及复发预警。需要特别指出的是,CA15-3 的灵敏度和特异度均不高。根据本实验室的回顾性研究结果,其灵敏度不足 10%,在早期乳腺癌患者中的阳性率更低;也就是说,绝大部分乳腺癌患者的血清 CA15-3 水平都处于正常范围内。如果血清 CA15-3 增高,并不一定代表就患有乳腺癌或者其他恶性肿瘤。因此,美国临床肿瘤学会、欧洲临床肿瘤学会以及中华医学会检验专业委员会等专业组织均不推荐将 CA15-3 用于乳腺癌及其他肿瘤的筛查,而是用于乳腺癌患者的病情监测,为临床医生诊疗提供参考。

241. TPS 是什么,只有 TPS 异常是怎么回事?

TPS全称组织多肽特异性抗原,是一种广谱的肿瘤相关抗原,在多种恶性肿瘤,如乳腺癌、结直肠癌、肝癌、肺癌等均可见升高。TPS的灵敏度较高但特异度较差,也就是说在正常健康个体也具有较高的假阳性率,再加上每家医院采用的检验方法、临界值等可能不同,会出现多种肿瘤标志物只有TPS异常的现象。出现这种现象,不要惊慌,应先与以往的TPS检验结果进行横向比较,再结合其他检查结果,如影像学检查,并在专业医生的指导下进行分析。

242. 不同医院的肿瘤标志物检验结果有可比性吗?

不同医院的肿瘤标志物检验结果不一定具有可比性,需要根据情况区别对待。为了保证检验结果的可比性,满足肿瘤患者病情监测的需要,有几个建议:

第一，最好选择在同一家医院连续进行肿瘤标志物的检测；第二，如果不能在同一家医院，尽可能选择相同的检测方法或采用同一厂家的检测系统进行检测；第三，选择较高等级的医院，这些医院一般都能按照规定参加卫生部临床检验中心和省/市临床检验中心组织的室间质量评价，并在实验室内部开展室内质量控制，能够保证检验结果的准确性。

243. 接受放、化疗的肿瘤患者为什么要频繁进行血液常规检查？

因为放、化疗对患者骨髓造血功能有影响，所以接受放、化疗的肿瘤患者在放化疗之前一定要进行血液常规检查，以确定是否能够进行放化疗。一般来说血液常规检查白细胞计数需大于$3.0×10^9$/L、血小板计数需大于$80×10^9$/L患者才能进行放、化疗。若白细胞、血小板太低，是不能进行放、化疗的，如果在白细胞、血小板较低时进行放、化疗，药物会进一步抑制骨髓的造血功能，进而使白细胞、血小板进一步减少，这样很容易使患者免疫力下降，易发感染，或者血小板太低造成出血等危险情况。在放、化疗期间以及结束后也要定期复查血液常规检查，以监测患者骨髓造血状态。在放、化疗结束后也要定期监测血常规。有的患者在放、化疗结束时查血常规可能是正常的或者稍低，不需要药物进一步治

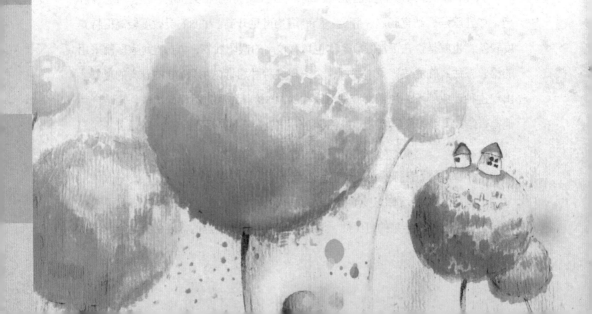

疗，但是一般的化疗药物或者放疗的射线还会有后期效应，这些效应并不能完全在治疗期间显现，在治疗结束后还会继续影响骨髓的造血功能，使得白细胞、血小板进一步减少，所以也还是需要定期复查血常规，以便及时发现问题，及时给予相应的治疗，防止紧急危险情况的发生。

244. 什么是中段尿？留取合格的尿常规分析标本有哪些注意事项？

留取尿液常规分析时一般要求患者取中段尿标本进行送检。中段尿顾名思义就是排尿过程中中间排出的尿，即不留先排除的尿，也不留最后排出的尿，只收集留下中间段的尿液。这种标本可以避免男性精液和女性外阴部的一些分泌物混入尿液标本中对检查结果造成影响，从而出现一些检查项目的假性升高。

尿常规分析标本虽然易得，但是留取合格的标本对于得到正确的化验结果至关重要。尤其是尿标本一般由患者自己留取送检，患者更应该遵从医嘱留取标本。留取合格的尿常规分析标本注意事项：

（1）留取尿常规分析标本前到医院指定地点领取清洁的一次性标本容器。

（2）女性患者应避开月经期，在外阴清洁的情况下留取中段晨尿送检。

（3）男性患者应避免精液、前列腺液等对标本的污染。

（4）留取标本后要立即送检。如送检不及时就会导致尿液中细菌增殖、酸碱度改变，细胞等有形成分破裂，造成检测结果的不准确。

245. 如何留取合格的大便常规检查标本？

大便标本也是由患者自己留取送检，同样留取合格的标本对于得到正确的化验结果至关重要。所以患者更应该遵从医嘱留取标本。留取合格的大便常规标本的注意事项：

（1）留取大便常规检查标本前到医院指定地点领取清洁的一次性防渗漏标本容器。

（2）应留取异常成分的粪便，如含有黏液、脓血等病变成分的标本送检；外观如无异常，需从表面、深处及粪便多处取材送检。送检标本大小以蚕豆大一块为宜。

（3）灌肠标本或服油类泻剂的粪便标本不宜送检。

（4）应避免混有尿液、消毒剂及污水等杂物。

（5）留取后应立即送检。放置时间过久，可能会导致细胞破裂、阿米巴等一些寄生虫的死亡，难以检出异常成分，从而影响检测结果的准确性。

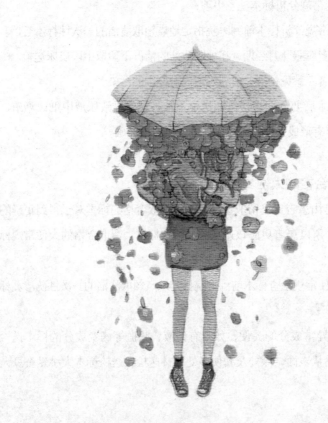

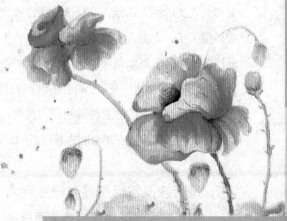

心理调节篇

246. 怎样正确面对得了恶性肿瘤的事实?

在我国,肿瘤发病率越来越高,已逐渐超越了心脑血管疾病的发病率,所以,得了肿瘤并不奇怪。与此同时,随着科学技术的不断发展和人们对肿瘤知识的不断普及,肿瘤的控制率得到了很大的提高。虽然肿瘤对人的身体危害极大,但只要及时进行科学合理的治疗,很多患者都可以达到长期生存或治愈的目的。尽管有些肿瘤的控制率仍很低,但相当多的肿瘤治疗效果都有了很大提高,这是医学发展对人类的巨大贡献。一旦确诊恶性肿瘤后,患者和家属一定要镇静,千万不要惊慌失措,全家人安静地坐下来商讨一下,共同寻找正确的解决方案,如选择就医的医院、家属如何协助、手头事情的安排、治疗时间的保障、付费方式的选择等等。紧张、焦虑、绝望、胡思乱想、盲目乱投医只会耽误合理有效的治疗时机,加重患者的病情。罹患恶性肿瘤后,首次就医最好选择市级肿瘤专科医院和三级综合医院的肿瘤科,在短时间内获得科学、合理的治疗方案及预期疗效。

247. 是否应该告诉恶性肿瘤患者病情? 知道病情后患者情绪通常是如何变化?

大多数患者得知病情后一般会经历否认期→绝望期→接受期等情绪变化的过程。当得知病情后首先进入否认期,表现为震惊、麻木、否认,对危机表现为一定的情感距离,而不是深陷痛苦之中。但数天之后进入绝望期,表现为明显的痛苦、焦虑、抑郁甚至愤怒。但随着时间的推移患者会逐渐进入接受期,表现出对疾病的适应性,特别是随着治疗的开始,在其他人的帮助下,很快能与医护人员很好配合治疗,焦虑、抑郁程度明显减轻。不知道自己病情的患者在忍受疾病的打击和接受

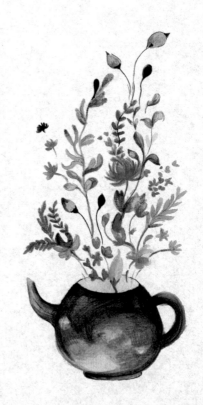

治疗感到痛苦时，如果得不到周围环境正确的引导和帮助，随着病情的进展，很难走出绝望期，会表现出明显的消极应对行为，焦虑、抑郁程度不断加重，对未来充满迷惑与绝望，甚至可能采取一些悲观绝望的应对行为。

所以，尽管患者知情后会有一些负面心理活动，但在正确引导下会很快度过这段心理活动期，转而积极应对疾病。通过告诉患者癌症是可以治疗的，帮助其正确认识疾病，了解当前的医疗水平和发展趋势，积极开导患者，提供患者之间交流机会等，这些都会消除患者的不确定感，从而促进适应性反应，可使其焦虑、抑郁的程度明显减轻。而对患者隐瞒病情的消极结果会随着时间而逐渐加重，不利于患者的治疗。

248. 如何保持积极、乐观的心态？

即使内心很坚强的人，在面对突如其来的疾病时，都不可避免的会出现心理的波动，无论是在确诊疾病时的怀疑与恐惧，还是在治疗和康复中的困惑与无助，这些都是正常的心理过程。但不良情绪的郁结不散，会严重影响身体的康复。因此，我们需要有意识地进行自我心理调节，来改善内心的痛苦。适当地进行自我宣泄，患者可以向家人、朋友、医护人员诉说，大家都会理解，共同帮助分担。而不应该将不良情绪埋在心底，个人忍受。患者要坚定战胜疾病的信念，并且不断暗示自己与其他人一样，是个"健康人"进行自我鼓励；通过深呼吸、冥想、听舒缓音乐等方式来放松自我的心情，感受宁静与平和；在身体允许的情况下，选择自己喜欢的文体娱乐，如太极、瑜伽、跳舞、读书、旅游等，适度的锻炼是缓解心情的好方法，往往会收到意想不到的效果。以"过好每一天"的态度来应对疾病，努力让自己活在当下，既不后悔昨日，也不预测明天，坚强、愉悦的过好每一天。积极、乐观、向上的心态，将是战胜病魔最有力的武器。肿瘤恶性程度很高的患者最后治愈的例子不计其数。

249. 患者如何能尽快回归家庭、回归社会？

在经过一段时间的治疗后，疾病或是治愈、或是进入到一个稳定的状态，患者就会面临下一个问题，即如何将"患者"这个角色顺利转变回"爱人"、"父/

母"、"子/女"、"同事"等角色。患者可能会闷在家里怕见人，也怕跟人聊有关疾病的话题，别人太关心会觉得是可怜，不关心又会认为是冷漠。而这种固守自封的状态会让患者越发孤独，甚至还会增加恐惧感，这对康复非常不利。患者应该试着去敞开心扉，首先从与伴侣、亲人、朋友倾诉开始，对亲朋好友说出心中的希望与恐惧，这种沟通能够获得他人的理解与支持，回归到家庭爱的怀抱中。接下来，患者应该主动走进社会，参加一些团体活动，如病友俱乐部、兴趣爱好俱乐部等，抗癌明星的榜样作用、与病友间的沟通与交流、丰富的文体活动等，这些社会支持都会减少孤独与恐惧感。再加上善于进行自我心理调节，患者就可以逐步回归到正常的生活中去，并且拥有积极、向上、乐观的生活态度。

250. 如何能以平常心面对复查？

有的患者出院后，不愿到医院接受复查，大有"我与癌症一刀两断"的感觉，而这其实是一种逃避心理，害怕疾病的复发与转移，不愿、不想、也不敢去面对，只是一味地躲避。但是不到医院复查，一旦身体出现问题就会错过最佳的治疗时期，失去挽救生命的机会，那将追悔莫及。因此，应勇于面对疾病，认识到复查也是今后身体康复必需经过的一个阶段，既然治疗已经有了好的效果，就要善始善终，将复查进行到底。

而复查前后的心理波动，又是很多患者面临的另一大难题。有的患者每当要去医院复查前都会万分紧张与焦虑，害怕真的复发了，那种恐惧与不安再次萦绕心头，挥之不去，直至复查结果显示一切正常。那么，除了进行自我心理调节外，患者还可以尝试来放空自己，什么都不想，只是尽自己最大的努力做好当前的事，这样可以在复查前后获得一些内心的平静。如果这些方法都不能缓解患者的紧张、焦虑、甚至是失眠等症状时，应当到正规的心理门诊就诊。

251. 肿瘤复发了怎么办？

恶性肿瘤是一种慢性疾病，复发的原因有很多，除了肿瘤本身的原因，患者可以控制和调整的是自己的心态和情绪。逃避、恐惧只能是暂时的，没任何帮助。在发现肿瘤复发、转移时，悲观、失望等负面的情绪，反而会对疾病的预后十分不利，吃不好、睡不着，精神状态不好，身体状况差，抵抗力下降，都会导致恶性循环。复发、转移不等于死亡，采取积极的态度，把有限的精力集中在积极解决现有的问题上，继续与肿瘤作斗争，往往会得到想不到的效果。

252. 如何应对失眠？

针对不同失眠情况，应采取不同的措施。

（1）做好睡觉前的工作：睡觉前的准备应因人而异，对于疼痛的患者给予镇痛剂，恶心、呕吐患者给予镇吐药，对睡前有特殊嗜好的，如服牛奶、喝饮料，应给予满足，有条件者可以做身体按摩。

（2）住院患者很常见的失眠情况是睡倒了，就是白天输液时睡觉，晚上睡不着，这种情况下首先要建立健康的睡眠习惯。

（3）一过性失眠（不是一贯失眠）的患者，一旦导致失眠的原因消除，症状即可缓减或消失，这种情况下，不需要用药物治疗；或者在医生的指导下服用小剂量快速排泄的安眠药一二天，就会缓解。

（4）短期失眠的患者，可通过心理治疗，解除紧张因素，改进适应能力。避免白天小睡，不饮用含咖啡因的饮料，睡前散步或饮用适量的温牛奶等对改善睡眠都有帮助。也可以在医生的指导下短期服用安眠药物。

（5）慢性失眠的患者，应咨询相关的专家，需要经过专门的神经、精神和心理等方面的评估、调整。

253. 患者怎样克服对死亡的恐惧？

癌症不过是一种慢性病，只是程度较为重些罢了。恢复痊愈不在少数，带癌生存数年、数十年的人也有。癌症的治愈，除了医生和药物外，更主要的是要靠自身的抵抗力、免疫力和自愈力。如果一听是癌症就忧心忡忡，恐惧死亡，反而会影响自身的免疫力，甚至加重病情。如果安然处之，放下心来，保持精神生命和自然生命良性互动，病情反而会减轻，恢复和治愈的可能性会更大。首先自己要有希望，才会有希望。

退一万步说，人生自古谁无死？一位哲学家说得好：每个人都是"不按自己的意愿而生，又违背自己的意愿而死"。生命有始有终，有出生，就有死亡，生命的周期不可逾越，每个人都要走完自己的人生。生命的最后一程怎么走完，往往也是身不由己。不如我们顺其自然，放松下来。有一位患者，她得知自己患了癌症之后，还活跃在大学的讲坛上。她战胜了自己，坦然面对，在课堂上向她的学生告别，发表了一篇"变暗淡为辉煌"的留世之作，人人敬仰。还有一位患者，几次病危，几次住进重病监护室。朋友们干脆，就在这个时候把挽联和悼词，先念给他听了。活着的时候，就看见自己的"盖棺定论"，也是人生一件幸事。而且，生命达到了一种超然自逸的境界，这是生命的一种智慧。是的，生命的最后一程，既然人人不可避免，又为什么要恐惧呢？何不走得平和点儿？何不走得潇洒些？何不走得有尊严呢。

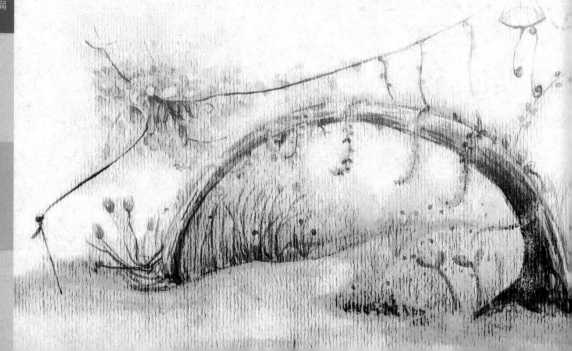

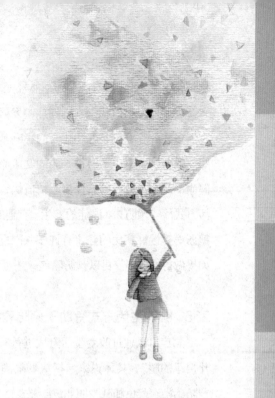

预防与体检篇

254. 乳腺癌的预防应该从哪几方面入手?

乳腺癌是目前我国女性癌症中发病率最高的恶性肿瘤。由于绝经前乳腺癌患者居多,乳腺癌对家庭和社会的影响都很大。乳腺癌的预防就显得尤为重要。乳腺癌的预防首先应该遵循一般的健康原则,即在保健的基础上预防乳腺癌。保持健康的几个重要方面有保持心情愉快,采用健康饮食,适度锻炼身体。健康的生活方式能够预防2/3癌症的发生。有趣的是,预防癌症的很多建议与预防高血压、糖尿病等慢性疾病的建议有许多共同之处。但癌症的预防还是有一些不同之处,如果做得好,不仅可以预防癌症,还可以远离其他的疾病。

255. 哪些生活方式有助于预防癌症?

癌症可以通过改变生活方式进行有效预防,即俗话说的"管住自己的嘴和迈开自己的腿",具体说来包括戒烟限酒、平衡膳食、适当锻炼、维持正常体重、预防感染、避免和减少职业危险暴露。

256. 健康饮食原则有哪些?

每日三餐定时,饮食结构合理,按照金字塔结构选择食物的种类。主食大米、白面、玉米面等谷物是金字塔的底部,应该占每日食物的最大份额,其次是新鲜的蔬菜和水果,然后是蛋白质,再上面是金字塔顶也就是每天最少的部分是油脂和盐。

257. 哪些食物具有抗癌作用?

①谷类及杂粮:玉米、燕麦、米、小麦、黄豆;②蔬菜类:大蒜、洋葱、韭菜、芦笋、青葱、西兰花、甘蓝菜、芥菜、萝卜、番茄、马铃薯、辣椒、甜菜、胡萝卜、芹菜、荷兰芹;③水果类:柳橙、橘子、苹果、猕猴桃;④坚果:核桃、松子、开心果、芝麻。

258. 哪些食物中可能含有致癌因素?

目前了解的大约有50%癌症患者患病与饮食、营养因素有关,这些因素包括食品本身成分、污染物、添加剂以及食品烹饪加工不当所产生的致癌因素。与这些因素有关的食品：

（1）腌制的食品：如腌肉、咸鱼、咸菜等，这些食物中含有较多的二甲基亚硝酸盐，在人体内可以转化为二甲基硝酸胺，是一种致癌物质，可以引起食管癌、大肠癌等多种恶性肿瘤。

（2）烧烤食品：如人们很喜欢的烤羊肉串、烤牛排等。这些食物中由于被烧烤时沾染了大量的碳燃烧物，而且这些食物中很多烧焦的成分都含有较多的致癌物质。

（3）熏制食物：如熏肉、熏鱼等，这些食物的制作过程类似烧烤过程，熏制使用的烟雾会将大量致癌物质附着于食物上。

（4）油炸食品：油炸食物时可产生致癌物；油炸食物时使用的油，如果多次高温使用也会产生致癌物质。

（5）霉变的食物：因为这些食物中含有黄曲霉菌毒素，是较强的致癌物质。

（6）重复烧开的水：有些家庭把做馒头的蒸锅水又拿来煮粥，还有些家庭把头天没有喝完的暖水瓶的水再次加热用来饮用。这些做法都不科学，因为反复烧开的水中也会产生致癌物质。

259. 何谓营养素？有何功能？

用来满足机体的正常生长发育、新陈代谢和日常活动需要的物质，包括蛋白质、脂类、碳水化合物、维生素、矿物质、膳食纤维和水。

营养的功能是为了满足人体需要的能量、构成人体组织和器官，维持正常生长发育、新陈代谢和各种生命活动。

260. 何谓膳食纤维，有何作用？

膳食纤维是指来源于植物的不被小肠中消化酶水解而直接进入大肠的多糖和极少量木质素类物质。又分为可溶性的膳食纤维（果胶、树胶和植物多糖等）和不可溶性膳食纤维（纤维素、木质素和半纤维素等）。膳食纤维来源于谷类纤维、燕麦纤维、番茄纤维、苹果纤维、魔芋葡聚糖纤维、抗性淀粉等。

可溶性膳食纤维可减缓葡萄糖在小肠吸收、降低血清胆固醇、延缓胃排空等的生理功能。

不可溶性膳食纤维可增加粪便的重量、刺激肠蠕动、减少粪便的平均通过时间的生理功能。

261. 如何选择富含维生素的食物?

对于癌症预防或保健,推荐多食新鲜蔬菜和水果。蔬菜水果中不但含有丰富的抗氧化剂,如类胡萝卜素、维生素C、维生素E等,还含有植物化学物质,包括萜类化合物、有机硫化合物、类黄酮、植物多糖等。这些植物化学物质具有抗氧化、调节免疫力、抑制肿瘤等作用。有充分证据表明,蔬菜和水果能降低口腔、咽、食管、肺、胃、结直肠等癌症的发病风险。

常见维生素、微量元素、宏量元素含量丰富的食物

维生素	食物来源
维生素 C	鲜枣、柑橘类、刺梨、木瓜、草莓、芒果、西兰花
维生素 A	动物肝脏、甘薯、胡萝卜、菠菜、芒果
维生素 B_1	猪里脊肉、绿茶、糙米、花斑豆、烤土豆
维生素 B_2	玉米、紫米、黑米、大麦、菠菜、鸡肉、鲑鱼
维生素 B_3	鸡肉、金枪鱼、牛肉、花生
维生素 B_{12}	牡蛎、蟹、牛肉、鲑鱼、鸡蛋
叶酸	菠菜、橘子、莴苣、生菜
维生素 D	蛋黄、动物肝脏、鱼类、强化牛乳
维生素 E	坚果类、植物油类、鹅蛋黄、木瓜
铁	猪肝、鸡肝、牡蛎、牛肉、什锦豆类
硒	坚果、猪肾、金枪鱼、牛肉、鳕鱼
锌	牡蛎、小麦胚粉、山核桃
钙	酸奶、奶酪、牛奶、沙丁鱼、豆干、黑芝麻
钾	香蕉、黑加仑、龙眼、小麦胚粉、豆类、干银耳、紫菜

262. 营养素与乳腺癌预防的关系?

饱和脂肪酸增加乳腺癌的风险,反之单链不饱和脂肪酸可降低乳腺癌的风险;纤维素对乳腺癌有抑制作用,少食纤维素的女性乳腺癌的患病率明显增加。

263. 每天做多少运动合适?

锻炼身体有很多的好处,可以预防心血管疾病,预防癌症,保持正常体重。很多女孩通过节食或吃减肥药来降低体重,其实增加身体活动量对于减低体重有很好的作用。体内激素的异常是导致乳腺癌的原因之一,经常运动有助于体内的激素维持在健康的水平。通过运动维持合适的体重防止体重超重也有助于预防乳腺癌的发生。

每天做多少运动合适呢?最基本的是每天30分钟中等强度的运动。中等强度的运动有游泳、跳舞、快速步行、爬楼梯而不是乘坐电梯、做家务(如拖地和吸尘等)。对于中老年女性,太极拳、八段锦、五禽戏等中国传统的健身方法也很适合采用,最近流行的各种轻松的舞蹈,既可以娱乐心情,又可以锻炼身体,尤其适合预防乳腺癌。对于年轻的女性,瑜伽、健身操等都是较好的运动方式。如果有条件,可以进行慢步跑、爬山、快速骑脚踏车、跑步机等项目的锻炼。

264. 母乳喂养对于预防乳腺癌有益处吗?

母乳喂养是非常重要的。母乳喂养无论是对于母亲还是对于孩子都有很大的益处。首先对于母亲,母乳喂养经证实可以降低乳腺癌的风险。母乳喂养对于母亲产后身体的恢复有好处,有利于乳腺组织清除一些基因受到损害的细胞,能够一定程度上减轻乳腺增生的程度。因此,对于母亲是一种很好的保护。

对于孩子,母乳喂养不仅有利于孩子早期发育,还有助于预防孩子儿童期超重或肥胖,超重或肥胖的儿童成年后通常都持续有体重超重,而体重过重可能导致包括癌症在内的各种成人疾病的发生。所以,有些女性朋友为了保持身材或者早日恢复工作等原因不给孩子喂奶是错误的,对自己对孩子都不好。

265. 有哪些精神心理因素会促进乳腺癌的发生?

长期的抑郁、焦虑、意外精神创伤也会促进乳腺癌的发生。这些因素促进乳腺癌的发生机制主要是导致身体的免疫系统功能下降,对于癌细胞的监视、清除功能下降,使乳腺癌细胞增殖从而发生了乳腺癌。当存在这些因素时,应该有意识地去改变或寻求亲人、朋友或心理医生的帮助,尽快从一种不良的心理情绪状态中走出来,关注一些好的方面,调整好心情。

266. 总睡不好觉会增加患乳腺癌的风险吗?

人体通过对自然环境的适应形成了昼夜节律,夜里睡眠,白天活动。白天活动的消耗需要夜里睡眠来补充。如果长期失眠或睡眠时间不足,身体自身的调节机制和防御机制会受到破坏,免疫系统发现和清除恶变细胞的能力下降,可能导致癌症的发生和发展。如果失眠严重,最好去看医生,必要时可以借助安眠药来建立正常睡眠和起床规律。不要顾忌安眠药的不良反应而不愿服用,其实长期睡眠不好的危害远远大于安眠药的危害。

267. 乳腺癌患者的亲属是否也会患乳腺癌?

家族中有亲属患乳腺癌,如母亲、姐妹、外祖母、表姐妹等患乳腺癌后,本人患乳腺癌的风险略有增加,但不是一定会患病。通过亲属患病,从而提高警惕,经常体检并关注癌症预防知识,可能反而把坏事变成了好事。但是,如果家族中有多名成员患癌,则家族中遗传基因可能存在变异,如 BRCA 基因突变等,本人患乳腺癌的风险将明显增加,但是也不要过于惊慌,要更加关注癌症预防知识,同时增加体检的频率,增加体检的项目,争取早期发现可能发生的癌症。如果早期发现、采用正规治疗和注意治疗后的保健,癌症是可以战胜的。

268. 没有结婚或没有生育孩子的妇女,会患乳腺癌吗?

未婚和(或)未育的女性,乳腺组织未通过哺乳得到一定的修复,乳腺癌的风险略有增加,但是总的来讲患乳腺癌的风险还是很低。乳腺癌的发生还是一个综合因素作用下的长期过程,只要注意日常生活中的保健、关注防癌知识、保持心态平衡，仍可以有效地预防乳腺癌。

269. 多长时间检查一次乳腺合适？

乳房是体表器官，容易检查，而且乳腺癌治疗效果好，因此，通过早期诊断发现乳腺癌从而提高治愈率获得了成功。20 岁后的女性，应该每年做 1 次乳腺触诊检查，30 岁以上的女性，应该每年进行 1 次乳腺触诊加超声检查。40 岁以上的女性，在每年进行 1 次乳腺触诊加超声检查的基础上，根据检查情况及患乳腺癌的风险情况决定进行钼靶检查的时间和间隔。

平时应该进行乳房的自查，如果发现异常肿物，应该及时到医院进行检查。

270. 检查乳腺是不是照钼靶就行？

不是的。乳腺钼靶检查是早期发现乳腺癌的较好检查，但是钼靶检查的长处在于看微小钙化，对于没有钙化的肿物有时不能显示，而且存在一定的辐射，所以钼靶检查应该作为综合检查手段之一应用。乳腺触诊和乳腺超声检查是乳腺癌检查最常用的手段。临床上，乳腺癌的位置、硬度、深度各不相同，适宜的检查方法各不相同，乳腺触诊、超声、钼靶检查联合应用，才能增加乳腺癌的检出率。

有的患者发现乳腺肿物后因为钼靶检查未显示肿物而认为没有问题，从而延误了诊断时机，就是因为过于依赖钼靶检查的结果。

271. 绝经早的人更容易患乳腺癌吗？

不会的。乳腺癌的发生与雌激素的刺激有关，月经初潮早、绝经晚的女性患乳腺癌的风险增加。绝经早的女性，乳腺组织受体内较高水平雌激素作用时间较短，患乳腺癌的风险相对较低。

272. 服用蜂胶、蜂王浆对乳腺有好处吗？

没有好处。蜂胶、蜂王浆等保健品中含有少量的雌激素，会刺激乳腺组织的增殖，加重乳腺增生，所以建议您不要长期服用蜂胶和蜂王浆。有些女性长期喝蜂蜜也会导致较重的乳腺增生，建议减少喝蜂蜜的次数。

273. 吸烟和喝酒对乳腺癌的发生有影响吗?

有影响。吸烟和饮酒对女性的伤害要大于男性。有明确的证据显示,吸烟增加口腔癌、鼻咽癌、喉癌、食管癌、胰腺癌、子宫颈癌、肾癌、膀胱癌的风险。烟草中含有 80 种已知的强致癌物。同时吸烟后,体内 α- 生育酚、β- 胡萝卜素等重要的抗氧化微量元素降低,导致身体对多种疾病的抗病能力降低。为了健康,一定不要吸烟。

饮酒增加女性患乳腺癌的风险。虽然少量饮酒有保护心脏的作用,但这种保护作用只限于具有高风险患心脏病的人,如 40 岁以上的男性和更年期后的妇女。而这些人患癌症的风险也开始增高,在采用饮酒预防心脏病的时候一定要权衡一下饮酒的利弊,尽量采用其他预防心脏疾病的方法。

274. 年轻女性应如何调整生活才能预防乳腺癌?

预防乳腺癌其实需要从早做起,对于年轻的女孩,有一点需要注意的是要树立正确的婚恋观,适龄结婚,适龄生育,母乳喂养,按照人的生理发育规律安排自己的生活,对于预防乳腺癌的发生非常有益处。

成年后,走向工作岗位,面临恋爱、结婚等工作和生活上的各种压力,应该学会心理调节和适应,处理好工作单位尤其是家庭关系,避免婚外恋、第三者等事件带来的精神伤害,这样可以避免因为长期情绪抑郁等精神因素导致的乳腺癌的发生。

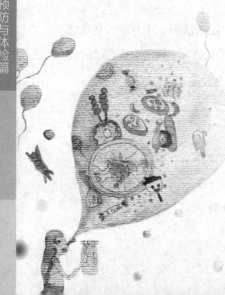

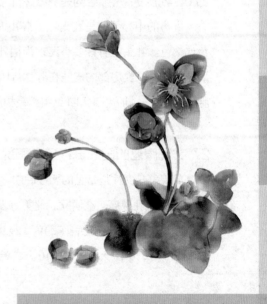

认识乳腺癌篇

275. 正常乳房有哪些生理功能?

（1）哺乳：哺乳是乳房最基本的生理功能。在产后大量雌、孕激素的作用及婴儿的吸吮刺激下，乳房开始规律地产生并排出乳汁。

（2）第二性征：乳房是女性第二性征的重要标志。一般来讲，乳房在月经初潮之前 2~3 年即已开始发育，也就是说在 10 岁左右就已经开始生长，是最早出现的第二性征，是女孩青春期开始的标志。

（3）参与性活动：在性活动中，乳房是女性除生殖器以外最敏感的器官。当触摸、爱抚、亲吻等性刺激时，乳房的反应可表现为乳头勃起，乳房表面静脉充血，乳房胀满、增大等。随着性刺激的加大，这种反应也会加强，至性高潮来临时，这些变化达到顶点，消退期则逐渐恢复正常。

276. 乳房的解剖结构是什么样的?

乳房的中心部位是乳头。正常乳头呈筒状或圆锥状，两侧对称，表面呈粉红色或棕色。乳头上有许多小窝，为输乳管开口。乳头周围皮肤色素沉着较深的环形区是乳晕。乳房部的皮肤在腺体周围较厚，在乳头、乳晕处较薄。乳房主要由腺体、导管、脂肪组织和纤维组织等构成。其内部结构有如一棵倒着生长的小树。

277. 乳腺癌的国际流行病学概况及发病率简介

乳腺癌是女性最常见的恶性肿瘤之一，全世界每年约有 120 万妇女患乳腺癌，50 万人死于乳腺癌。在西欧、北美等发达国家，乳腺癌发病率占女性恶性肿瘤首位。近年美国乳腺癌发病率约为 129.9/10 万，日本为 48.16/10 万，中国香港为 43.71/10 万，中国大陆 17.09/10 万，韩国为 13.94/ 万。

278. 中国乳腺癌流行病学、发病率及发病趋势

我国乳腺癌的发病率约为美国的 1/7、日本的 1/3。我国虽属乳腺癌的低发区，但近年来的发病率增长趋势明显。在一些城市已成为女性恶性肿瘤发病的首位，20 年后，乳腺癌将是我国发病率最高的恶性肿瘤。

乳腺癌多发生在社会经济地位及文化水平较高的人群，一般解释为生活习惯

的差异。一般来说城市乳腺癌发病率要高于农村。而且有研究表明，乳腺癌的发病率与城市的人口数呈正相关，现在我国沿海城市大多是乳腺癌的高发区，其中京、津、沪发病率明显高于其他地区，上海最高，在这些城市乳腺癌早已成为妇女的恶性肿瘤发病首位，大约为80/10万，而西北、西南地区大多发病率低，西藏、青海的发病率最低。随着我国城市化进程的发展，国内乳腺癌的发病率将进一步升高。

279. 为什么乳腺癌发现得越早越好？

乳腺癌的治疗是手术、放疗、化疗及内分泌治疗相结合的多学科综合治疗。治疗原则依肿瘤临床分期而定，一般来说，肿瘤负荷越小临床分期越早、预期生存时间越长（即预后好）；肿瘤负荷越大临床分期越晚、预后越差。发现一个较早期的乳腺癌对患者的意义远大于目前任何的治疗方案，所以在未来一段时间内，争取早期发现、早期诊断以及合理的治疗仍是控制乳腺癌的基本策略。

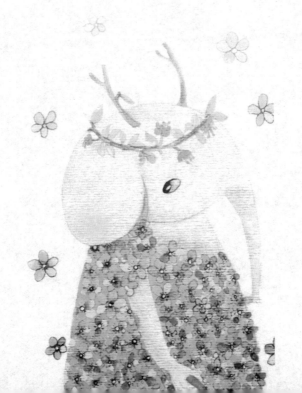

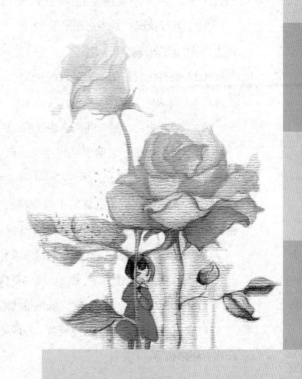

病因探究篇

280. 什么是家族性乳腺癌？

家族性乳腺癌，顾名思义，就是具有家族聚集性的乳腺癌。在一个家族中有两名具有血缘关系的成员患有乳腺癌，就可称为家族性乳腺癌。家族性乳腺癌占所有乳腺癌的 20%~25%。

家族性乳腺癌在整个乳腺癌人群中占相当大的比例，并且具有发病早、双侧和多中心病灶等特点。

281. 乳腺癌遗传吗？

具有明确遗传因子的乳腺癌称作遗传性乳腺癌，这部分乳腺癌占整个乳腺癌人群的 5%~10%，有明显的家族遗传倾向。如有一位近亲患乳腺癌，则患病的危险性增加 1.5~3 倍；如有两位近亲患乳腺癌，则患病率将增加 7 倍。发病的年龄越轻，亲属中患乳腺癌的危险越大。

282. 生活习惯与乳腺癌的发生有关吗？乳腺癌的高危因素有哪些？

（1）月经状况：月经初潮早于 12 岁、绝经年龄晚于 50 岁、经期长于 35 年，均为公认的危险因素。

（2）婚育状况：第一胎足月产在 35 岁以上或 40 岁以上未孕女性、反复的人工流产等因素均可增加乳腺癌的发病可能。

（3）哺乳史：产后未哺乳者患乳腺癌的危险增加。

（4）激素水平：乳腺癌的发生与雌激素水平关系密切，高水平的生长激素亦是乳腺癌的促发因素，外源性激素的补充也可能增加乳腺癌发病风险。

（5）乳腺疾病史：乳腺的不典型增生可能会进展为乳腺癌，而单侧的乳腺癌病史可使对侧的发病率较常人高出 2~5 倍。

（6）遗传和家族史：乳腺癌的遗传性和家族性为乳腺癌危险因素之一。

（7）饮食：高脂肪、高蛋白、高热量饮食会增加乳腺癌发生的危险性。

（8）环境因素：电离辐射、低剂量诊断用射线、主动或被动吸烟。

（9）其他因素：生活精神刺激、心理障碍，特别是抑郁、肥胖、病毒感染、药物、糖尿病等。

283. 外源性雌激素与乳腺癌的发生有关吗？

外源性雌激素是指人体额外摄入的非自体自然条件下产生的雌激素，如更年期为减轻症状而补充的小剂量雌激素，治疗月经不调、功能性子宫出血或多囊卵巢综合征等妇科疾病所需的雌孕激素治疗，以及口服避孕药（多数含雌、孕激素）治疗，甚至某些特殊的化妆品（丰乳霜、丰臀霜等）中均含雌激素。如果无节制地长期摄入外源性雌激素，无疑会导致乳腺的异常增生，增加乳腺癌的发病风险。

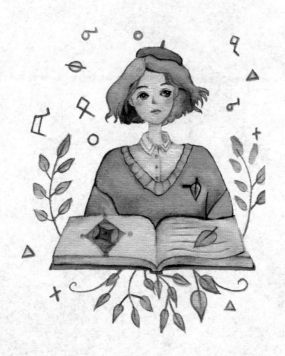

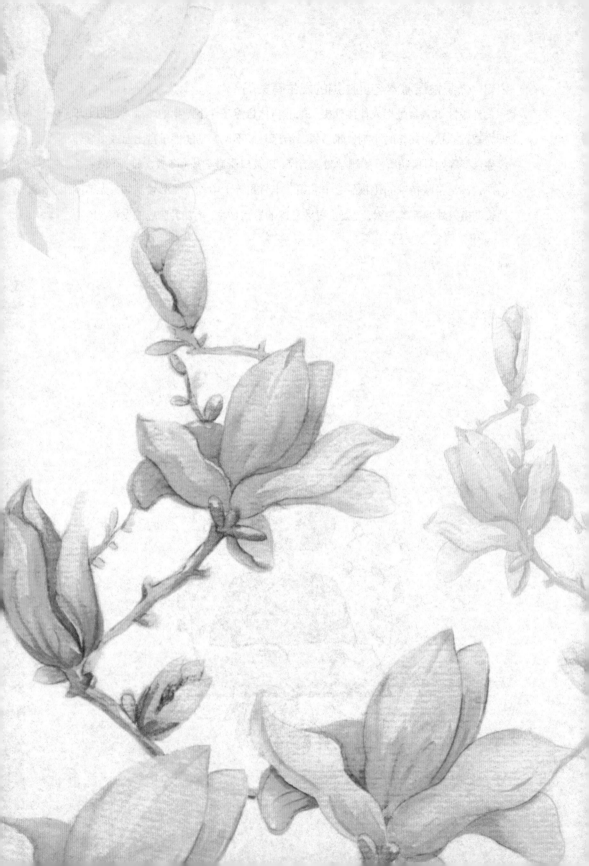